KB074383

헬스케어와 클라우드의 만남

헬스케어와 클라우드의 만남

신수용·박유랑 지음

청년의사

감사의 말

 우리가 건강하게, 그리고 오래 살기 위해서는 헬스케어 분야의 발전이 반드시 필요합니다. 전통적인 의학의 발전과 함께 최근에는 IT 기술도 발전을 거듭하고 있습니다. 덕분에 헬스케어 분야의 데이터 분석을 바탕으로 새로운 치료법 및 신약 개발이 이루어지고 있고, 만성질환을 가진 사람들을 돌보는 새로운 서비스들이 개발되고 있습니다. 이러한 변화를 가속시키기 위해 헬스케어 분야의 방대한 데이터를 저장하고 관리하고 분석하는 것이 반드시 필요합니다. 이때 필수적인 기술이 클라우드라고 생각합니다.

 이 책에서 기술적인 내용을 상세하게 다루지는 않지만, 여러 분야의 사람들이 헬스케어클라우드의 필요성을 느끼는 데 보탬

이 되길 바랍니다. 무엇보다 현재 헬스케어클라우드 기술을 개발하고 있는 사람들에게 도움이 되었으면 합니다.

책을 집필할 기회를 만들어 주신 ㈜청년의사 박재영 편집주간님과 책을 쓰기 위한 기초자료를 정리해 준 최혜경 선배님께 감사를 드립니다.

마지막으로 사랑하는 아내, 재현과 재윤에게 감사의 말을 전합니다.

2017년 봄, 신수용

일러두기

1. 책의 제목은 《 》로 표시하고, 신문·잡지·방송·영화 등의 제목은 〈 〉로 표시했습니다.
2. 정확한 의미 전달을 위해 필요한 경우 한문이나 영어를 병기했습니다.
3. 흔히 쓰이는 보건의료 분야의 용어들 일부에 대해서는 띄어쓰기 원칙을 엄격하게 적용하지
   않았습니다.

머리말

왜 헬스케어클라우드인가?

최근 들어 의료 분야에 ICT 기술이 도입되면서 급격한 변화가 일어나고 있다. 대표적인 예가 IBM이 개발한 '왓슨 포 온콜로지 Watson for Oncology'라는 시스템이다. 2016년 12월, 가천대학교 길병원이 국내 최초로 도입하여 실제로 환자 진료에 사용하기 시작했다.[1] 2016년 12월 5일 자 〈연합뉴스〉 보도에서, "길병원은 대장암 3기로 진단돼 복강경 수술을 받은 61세 남성의 임상정보를 왓슨 포 온콜로지에 입력한 결과 항암치료가 필요하다는 결과를 얻었고, 이런 왓슨의 조언은 의료진의 의견과 100% 일치했다고 5

---

1 "길병원, 인공지능 '왓슨' 대장암 환자 첫 진료 성공", 〈연합뉴스〉, 2016년 12월 5일 자, http://www.yonhapnews.co.kr/bulletin/2016/12/05/0200000000AKR20161205139800017.HTML.

일 밝혔다." 후속 기사에 따르면 많은 환자들이 왓슨에게 진료를 받기 위해 길병원을 방문하고 있다고 한다. 그리고 2017년 초, 부산대학교병원 역시 '왓슨 포 온콜로지'와 '왓슨 포 지노믹스Watson for Genomics'를 도입한다고 발표하였다.[2] 부산대학교병원은 암 환자 진료를 위한 왓슨 포 온콜로지와 더불어 병원이 가지고 있는 방대한 분량의 암 환자 및 관련 연구 데이터를 통합 및 분석하기 위해서 왓슨 포 지노믹스까지 도입하였다. 왓슨 포 지노믹스는 유전자 서열 분석 정보와 의료정보를 같이 분석하여 암 환자에 개인 맞춤형 암 치료를 위한 유전적 변이에 대한 정보를 제공할 수 있는 시스템이다. 즉, 임상 연구와 환자 진료 모두에 인공지능을 활용한 ICT 시스템을 사용하여 도움을 받겠다는 것이다.

이와 같은 병원 내부의 적극적인 변화와 더불어 의료 혁신을 위한 병원 외부에서의 노력도 증가하고 있다. 특히 국내 스타트업 기업들의 의료 분야 진출이 주목할 만하다. 최근 새로운 인공지능 기술로 주목받고 있는 딥러닝Deep learning 기술을 이용하여 의료영상을 분석하고 있는 루닛Lunit과 뷰노VUNO가 대표적이다. 루닛은 폐 CT 사진을 분석하여 자동으로 폐질환을 진단해 주는 제품

---

2 "부산대병원, 암진료에 IBM 왓슨 AI 도입", 〈ZDNetKorea〉, 2017년 1월 24일 자, http://www.zdnet.co.kr/news/news_view.asp?artice_id=20170124142225.

을 개발하였으며,[3] 뷰노는 소아의 손 엑스레이 사진을 분석하여
자동으로 골 연령을 계산하여 알려 주는 제품을 개발하였다.[4] 그
외에도 시스템 생물학 스타트업인 스탠다임Standigm은 인공지능을
이용한 신약 개발을 진행하면서 34억 원의 투자 유치를 성공시
켰다.[5]

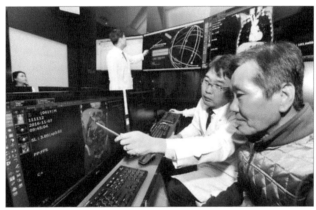

그림 1. 길병원, 인공지능 '왓슨' 대장암 환자 첫 진료 성공[6]

---

3 "'닥터 인공지능, 의사가 놓친 결핵을 찾아내다", 〈한겨레〉, 2016년 8월 8일 자, http://
www.hani.co.kr/arti/science/science_general/755594.html.

4 "뼈 나이 1초면 알려줘…'알파고 의사' 국내 등장 눈앞", 〈동아일보〉, 2016년 10월 13일 자,
http://news.donga.com/East/3/all/20161013/80764442/1.

5 "김진한 스탠다임 대표 신약 만드는 인공지능 SW 개발, 인류의 난치병 해결 도움 될 것," 〈한
국경제〉, 2016년 4월 26일 자, http://www.hankyung.com/news/app/newsview.
php?aid=2016042643851.

6 길병원 제공.

이러한 변화들은 의학 자체의 발전보다는 다른 분야, 특히 ICT 기술에 힘입은 바가 크다. 소개한 모든 제품들은 인공지능 기술을 기반으로 의료 데이터를 분석하여 기존의 성능을 비약적으로 향상시키거나 새로운 시장을 개척하고 있다. 이러한 인공지능 기술을 도입하기 위해서는 많은 양의 데이터와 이 데이터를 분석하기 위한 빠른 컴퓨터가 반드시 필요하다. 빅데이터를 저장하고 분석하기 위한 '대규모 컴퓨팅 자원'이 필요한 것이다. 빅데이터를 위한 컴퓨팅 자원을 획득할 수 있는 가장 좋은 방법이 바로 '클라우드컴퓨팅Cloud Computing'이다. 즉, 현재 일어나고 있는 의료 혁신의 중심에 '클라우드'가 있는 것이다.

클라우드컴퓨팅은 쉽게 말해서 '사용자가 필요한 시기에 원하는 만큼의 컴퓨팅 자원을 네트워크를 통해 사용하는 기술'이라고 할 수 있다. (이에 대해서는 다음 장에서 자세하게 설명할 예정이다.) 빅데이터에 클라우드가 필수적인 이유는 필요한 시기에 원하는 만큼의 컴퓨팅 자원을 쓸 수 있기 때문이다. 추후 데이터가 증가할 것을 대비해 많은 예산을 투입하여 컴퓨터를 구입할 필요 없이, 데이터가 증가할 때마다 더 많은 저장공간과 더 많은 CPU를 구입하여 필요로 하는 작업을 할 수 있기 때문에 기관에 부담이 되는 많은 예산을 절약할 수 있다. 개인 사용자의 입장에서도 네트워크를 통해서, 즉 인터넷을 통해서 필요로 하는 저장공간과 컴퓨터를 사용할 수 있기 때문에 사용 편의성이 비약적으로 향상되고 있다.

이미 한국을 제외한 많은 나라들이 헬스케어 분야에 클라우드를 적극적으로 도입하여 활용하고 있다. 세계 최대의 의료정보 및 경영시스템 협회인 미국 HIMSS_{Healthcare Information and Management System Society}가 2017년 1월에 발표한 보고서에 의하면, 전통적으로 신기술 적용이 느린 헬스케어 분야에서도 클라우드 활용이 가속화되고 있다. 이 보고서에 따르면 2016년 미국 헬스케어 기관의 83%가 클라우드서비스를 사용하고 있다고 한다.[7] 이 보고서를 통해 클라우드가 주요 시스템의 기반 인프라로 활용되기 시작했다는 것뿐만 아니라, 클라우드를 활용할 수밖에 없는 원격의료, 모바일헬스 등이 점점 활성화되고 있다는 것을 알 수 있다. 더불어 클라우드를 사용하는 가장 중요한 이유는 (앞에서 이야기한 것처럼) 비용 절감이다.

우리나라의 경우 병원정보화를 일찍 시작하여, 2015년 기준으로 전체 의료기관의 90% 이상이 전산화되어 있을 정도로 전

---

7 〈The Cloud Evolution in Healthcare〉, HIMSS, http://www.level3.com/~/media/ files/ebooks/en_cloud_eb_healthcare.pdf.

세계에서 병원정보시스템이 빨리 보급된 나라 중 하나다.[8] 하지만 업무전산화만 빨리 되었을 뿐, 그 이후의 헬스 IT 분야에서는 갈수록 다른 나라에 비해 뒤처지고 있는 실정이다. 한국에서 '유헬스'라고 불리는 모바일헬스나 e헬스 분야는 여러 가지 제약으로 인해 활성화되지 못하고 있다. 특히, 헬스케어 분야에서의 클라우드 활용은 거의 전무한 상황이다. 이러한 상황을 극복하기 위해서, 이 책을 통해 다가오는 헬스케어클라우드 시대를 준비하고 새로운 도약의 기회로 삼기 위한 방안을 찾아보고자 한다. 제1장에서는 IT 전문가가 아닌 일반인들을 위해서 클라우드컴퓨팅의 개념과 종류, 우리나라를 포함한 세계 각국의 정책적 지원 방안 등에 대해서 간략히 설명할 것이다. 제2장에서는 헬스케어클라우드의 활용 방안을 언급하고, 제3장에서는 실제 헬스케어클라우드의 성공 사례들을 소개하고자 한다. 헬스케어클라우드에서 피할 수 없는 개인정보보호와 관련된 법령과 주의 사항 등은 제4장에서 이야기할 것이다. 그리고 마지막 제5장에서는 우리나라에서의 헬스케어클라우드 활성화를 위한 방안을 정리하고자 한다.

---

8 박영택·이요섭, 〈국내 의료기관의 표준화된 전자의무기록시스템(EMR/EHR) 도입지원 방안〉, 국민건강심사평가원, 2015년.

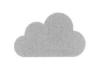

CONTENTS

제1장

—

클라우드란 무엇인가?

- 클라우드란?

- 왜 클라우드가 필요한가?

- 클라우드서비스의 여러 가지 유형들

- 클라우드 활성화를 위한 국내외 정책적 지원

제1장

클라우드란 무엇인가?

클라우드란?

클라우드컴퓨팅cloud computing, 줄여서 클라우드라고 말하는 기술은 이미 우리 일상생활 속에 자연스럽게 스며들어 있다. 이미 많은 언론에서 특별한 설명이 없이도 클라우드를 자연스럽게 이야기하고 있다. 이는 일반인들이 큰 불편함 없이 그 의미를 이해하고 있는 것으로 받아들이고 있다는 반증일 것이다. 실제로 우리는 알게 모르게 일상생활에서 여러 종류의 클라우드서비스를 사용하고 있다. 예를 들어 당신이 아이폰을 쓴다면 아이클라우드iCloud, 안드로이드폰을 쓴다면 지메일Gmail, 구글포토Google Photo, G 드라이브GDrive 등 구글의 각종 서비스들을 사용하고 있을 것이다. 이 외에도 드롭박스Dropbox, 에버노트Evernote와 같은 외국 기업들의 서비스 및 N드라이브NDrive와 같은 국내 기업들의 서비스 등과 같은 다양한 클라우드서비스를 사용하고 있다.

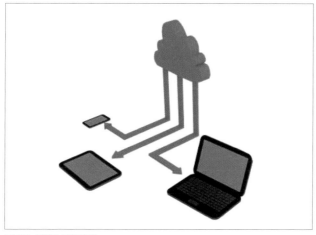

그림 2. 클라우드컴퓨팅[1]

이처럼 이미 다양한 클라우드서비스를 일상에서 사용하고 있지만, 클라우드컴퓨팅이 무엇인지에 대해서 한마디로 정의하는 것은 참으로 어려운 일이다. 물론 일반 사용자의 입장에서는 내가 쓰고 있는 서비스가 클라우드인지 아닌지는 전혀 중요하지 않을 수도 있다. 하지만 이 책을 읽는 독자라면 헬스케어 분야에 클

---

1 Flickr.

라우드를 활용해 보고자 하는 뚜렷한 목적이 있을 것이므로 정확한 정의에 대해서 제대로 알 필요가 있다.

클라우드에 대해서 명확한 정의가 어려운 것은 각자가 처한 입장(서비스 사용자, 서비스 제공자 등)에 따라 서로 다른 의미로 이야기하고 있기 때문일 것이다.[2] 이렇게 서로 다른 의미를 가지는 가장 큰 이유는 클라우드컴퓨팅의 역사가 너무 오래되었기 때문이라고 생각한다. 클라우드컴퓨팅 같은 최신 기술의 역사가 어떻게 오래될 수 있냐는 반문이 나올 법하다. 하지만 재밌게도 클라우드컴퓨팅이라는 개념은 인터넷의 역사와 거의 같이 시작되었다.

클라우드컴퓨팅의 기본 개념은 1960년대 인터넷의 전신인 ARPANET_{Advanced Research Project Agency Network}을 개발하는 데 관여했던 릭라이더_{J. C. R. Licklider}가 〈Intergalactic Computer Network[3]〉에서 최초로 언급했다고 알려져 있다. 거의 같은 시기에 유사한 개념인 인공지능_{Artificial Intelligence}이라는 용어를 처음 제안하고, LISP 언어를 만드는 등 컴퓨터 발전에 큰 기여를 한 존 매카시_{John McCar-}

---

2 이호현 외, 〈'클라우드' 개념의 불확실성〉,《방송통신정책》제23권 13호 통권512호, 정보통신정책연구원, 2011년, pp.56~84.

3 J. C. R. Licklider, 〈Intergalactic Computer Network〉, http://worrydream.com/refs/Licklider-IntergalacticNetwork.pdf.

thy도 이야기하였다.[4] 이런 초기 아이디어를 바탕으로 그리드컴퓨팅[5], 유틸리티컴퓨팅[6], ASP Application Service Provider, 애플리케이션 서비스 제공자[7], 네트워크컴퓨팅[8] 등 아주 다양한 개념으로 진화하였고, 이러한 개념들이 최근 들어 클라우드컴퓨팅으로 통합되었다.[9] 이렇게, 서로 조금씩 다른 개념들이 통합되어 있기 때문에 클라우드가 무엇인지 쉽게 정의하지 못하는 것 같다.

클라우드컴퓨팅의 역사를 간단히 살펴보자. 첫 번째 이정표는 1999년 세일즈포스닷컴 Salesforce.com 의 출현이라고 할 수 있다.[10] 웹사이트를 통해 기업 애플리케이션을 제공하는 선구적인 서비스를 출시하면서, 기업체들이 인터넷을 통해 애플리케이션을 배포할 수 있는 길을 텄다. 두 번째 이정표는 모두가 잘 알고 있는 아

4 ComputerWeekly.com, 〈A history of cloud computing〉, http://www.computer-weekly.com/feature/A-history-of-cloud-computing.

5 WIKIPEDIA, 〈Grid computing〉, https://en.wikipedia.org/wiki/Grid_computing.

6 WIKIPEDIA, 〈Utility computing〉, https://en.wikipedia.org/wiki/Utility_computing.

7 WIKIPEDIA, 〈ASP(Application Service Provider)〉, https://en.wikipedia.org/wiki/Application_service_provider.

8 WIKIPEDIA, 〈Network computing〉, https://en.wikipedia.org/wiki/Network_com-puting.

9 Armbrust M, Fox A, Griffith R, Joseph AD, Katz R, Konwinski A, Lee G, Patterson D, Rabkin A, Stoica I, Zaharia M, 'A view of cloud computing', Communications of the ACM, 53(4): 50–58.

10 https://www.salesforce.com/.

마존이다.[11] 2002년 AWS(Amazon Web Services)를 시작으로, 2006년 EC2(Elastic Compute Cloud)라는 상업 웹 서비스를 제공해 소규모 회사나 개인이 컴퓨터를 구입하지 않고 사용료를 내면서 빌려 쓰는 형태로 자신의 응용 프로그램을 실행할 수 있게 했다. 그리고 AWS의 등장 이후 클라우드컴퓨팅이라는 단어가 일반적으로 사용되기 시작하였다.

그럼 이제 클라우드컴퓨팅이 무엇인지 정확히 짚어 보자. 우선 클라우드컴퓨팅(혹은 클라우드)이라는 용어가 국제적으로 통용되는 의미를 알아보자. 국제표준문서에 사용되고 있는 클라우드컴퓨팅의 정의를 살펴보면 다음과 같다. ISO(International Organization for Standardization, 국제표준화기구)의 정의에 의하면 클라우드컴퓨팅은 "Paradigm for enabling network access to a scalable and elastic pool of shareable physical or virtual resources with on-demand self-service provisioning and administration"이다.[12] 번역하자면 "사용자 스스로가 요구에 따라 준비 및 관리가 가능하도록, 확장 및 축소가 자유롭고 공유가 가능한 물리적 또는 가상적인 전산 자원들에 대한 네트워크 접속 패러다임"이

---

11 https://aws.amazon.com/ko/.
12 ISO, ISO/IEC 17788:2014 Information technology-Cloud computing-overview and vocabulary, http://www.iso.org/iso/catalogue_detail?csnumber=60544.

다. 국제 표준 문서이다 보니 상당히 복잡하고 기술적으로 정의되었다.

좀 더 쉽게 국내 정의를 살펴보면 다음과 같다. 국내 표준 단체 중 하나인 TTA_{Telecommunication Technology Association, 한국정보통신기술협회}의 《TTA 정보통신용어사전》에 의하면 클라우드컴퓨팅은 "인터넷 기술을 활용하여 가상화된 정보기술(IT) 자원을 서비스로 제공하는 컴퓨팅, 사용자는 IT 자원(소프트웨어, 스토리지, 서버, 네트워크 등)을 필요한 만큼 빌려서 사용하고, 서비스 부하에 따라서 실시간 확장성을 지원받으며, 사용한 만큼 비용을 지불하는 컴퓨팅을 말한다." 라고 정의되어 있다.[13]

세계에서 최초로 제정된 클라우드 관련 법안인 우리나라의 〈클라우드컴퓨팅 발전 및 이용자 보호에 관한 법률〉에 기술된 법적 정의는 "클라우드컴퓨팅이란 집적·공유된 정보통신기기, 정보통신설비, 소프트웨어 등 정보통신자원을 이용자의 요구나 수요 변화에 따라 정보통신망을 통하여 신축적으로 이용할 수 있도록 하는 정보처리체계를 말한다."라고 되어 있다.[14] 정리하자면

---

13 〈클라우드컴퓨팅〉, 《TTA정보통신용어사전》, http://terms.tta.or.kr/main.do.
14 〈클라우드컴퓨팅 발전 및 이용자 보호에 관한 법률〉(약칭: 클라우드컴퓨팅법), 법제처국가법령정보센터, http://www.law.go.kr/법령/클라우드컴퓨팅발전및이용자보호에관한법률.

클라우드의 핵심은 "사용자가 원하는 시기에 필요한 IT 자원을 손쉽게 쓸 수 있게 하는 기술"이라고 할 수 있을 것이다. 즉, 우리가 일상생활에서 클라우드를 쓰는 이유를 생각해 보면 쉽게 이해할 수 있다.

　우리는 왜 클라우드에 대해서 이야기하고 있을까? 여러 가지 이유가 있겠지만 가장 큰 이유는 개인 사용자에게 매우 편리하기 때문이다. 클라우드를 사용하면 스마트폰으로 찍은 사진을 큰 화면으로 보기 위해서 PC나 다른 장치로 옮기지 않아도 된다. 또 작업하던 문서를 다른 컴퓨터나 다른 사람이 수정하도록 하기 위해 메일을 보내거나, 파일을 복사하지 않아도 된다. 즉, 클라우드에 저장한 문서나 사진은 인터넷에만 연결되어 있으면 사용하는 컴퓨터 및 시간과 장소에 구애받지 않고 확인하고 수정할 수 있다는 큰 장점이 있다. 게다가 스마트폰 저장공간에 대한 걱정 없이 자유롭게 사진을 찍을 수 있다. 저장공간의 걱정으로부터 해방되는 것이다. 이렇게 개인의 입장에서는 클라우드를 사용 해야 할 명확한 이유가 있다.

　그렇다면, 기업체의 입장은 어떨까? 기업체 역시 다양한 비용을 절감할 수 있다. MS(마이크로소프트)의 자료에 의하면 개인이 아닌 기관들이 클라우드컴퓨팅 서비스를 사용하는 이유는 크게 6가지다.[15]

---

15 〈클라우드 컴퓨팅이란?〉, 마이크로소프트, https://azure.microsoft.com/ko-kr/over-view/what-is-cloud-computing/.

비용	- 하드웨어 및 소프트웨어 구입 비용 감소 - 자체 전산 장비 관리를 위한 비용 절감
속도	- 하드웨어 구입 시 필요한 배송 및 설치 시간 감소
확장성	- 필요한 전산 자원(컴퓨팅 성능, 저장소, 대역폭)의 손쉬운 확장
생산성	- 하드웨어 설치, 소프트웨어 패치와 같은 반복적인 IT 관리 작업 감소로 필요한 핵심 목표에 집중 가능
성능	- 최신 컴퓨팅 자원 제공 및 지역에 관계없이 서비스 제공 가능
안전성	- 데이터 백업, 재해 복구 지원

표 1. 기업체의 클라우드 사용 이유

많은 기업체나 조직들이 필요한 IT 인프라(데이터 저장을 위한 스토리지, 프로그램 운영을 위한 컴퓨터, 인터넷 연결을 위한 네트워크 장비 등)의 관리를 위해 매년 많은 비용을 지불하고 있다. 그뿐만 아니라 최신 인프라로 교체하기 위해 주기적으로 별도의 비용을 투자하고 있다. 또한 백업과 재해 복구 시스템을 위해 많은 비용을 지출하고 있으며, 빠른 서비스를 제공하기 위해서 세계 각지에 별도의 IT 인프라를 구축하기도 한다. 그럼에도 불구하고 매번 장애가 발생하여 고객들로부터 항의를 받을 뿐만 아니라 예상 외의 비용을 지불하고 있다. 심지어 필요로 하는 인프라를 갖추지 못해 원하는 서비스를 적절한 시기에 제공하지 못하는 경우도 발생한다. 표 1에 정리된 것처럼, 클라우드를 이용하면 앞에서 언급한 대부분의 문제들이 해결된다.

기업체 입장에서는 클라우드 도입을 통해 비용 절감 효과를 크게 누릴 수 있다. 특히 최근 부각되고 있는 스타트업들의 경우 다른 큰 기업체보다 클라우드가 더 필수적이다. 스타트업들은 소수의 인력과 저비용으로 서비스를 개발하고 제공해야 하기 때문에 (비용 절감뿐만 아니라) 생산성 향상을 위해서도 클라우드가 필수적이다. 클라우드는 기업체들로 하여금 전산 인프라 관리, 데이터 백업 등과 같은 부담을 덜고 서비스 혹은 제품 개발이라는 회사의 핵심 사항에 집중할 수 있게 해 준다.

클라우드서비스의 여러 가지 유형들

클라우드서비스에는 어떤 유형들이 있을까? 이 책에서는 일단 간략하게 소개하겠다. IT 업계에 종사하고 있는 사람들은 잘 알고 있는 바지만, 아마존,[16] IBM,[17] MS,[18] 구글[19] 등과 같은 유명한 글로벌 IT 회사들은 전부 클라우드서비스를 제공하고 있다. 이들이 제공하는 클라우드서비스는 제공하는 자원에 따라 일반적으로 표 2와 같이 3가지로 구분되며 통칭해서 aaS as-a-Service라고 이야기한다.

IaaS	가장 기본적인 형태로 서버, 저장소, 네트워크 등 IT 인프라를 대여하는 방식
PaaS	소프트웨어 응용 프로그램을 개발, 테스트, 제공 및 관리하기 위한 주문형 환경을 제공하는 방식
SaaS	일반적으로 인터넷을 통해 구독하는 방식으로 소프트웨어 응용 프로그램을 제공하는 방식

표 2. 클라우드 서비스 유형

---

16 Amazon Web Service, https://aws.amazon.com/ko/.

17 IBM Cloud, https://www.ibm.com/cloud-computing/kr/ko/.

18 Microsoft Azure, https://azure.microsoft.com/ko-kr/.

19 Google Cloud Platform, https://cloud.google.com/.

IaaS_{Infrastructure as a Service}는 인프라스트럭처_{Infrastructure}인 물리적인 서버, 저장공간, 네트워크 등을 임대해 주는 서비스다. PaaS_{Platform as a Service}는 물리적인 인프라에 기본적인 운영체제와 개발환경을 설치한 이후에 필요한 소프트웨어를 개발하여 운영할 수 있는 서비스를 제공하는 것이다. SaaS_{Software as a Service}는 최종적인 응용 프로그램까지 제공하는 서비스이다. 다음 그림 3을 보면 좀 더 쉽게 이해할 수 있다.

기존에는 하드웨어와 소프트웨어 등 모든 것을 다 구입해서 필요한 환경을 구축한 후 작업을 했다(Enterprise IT). 그러나 IaaS 는 필요한 하드웨어를 클라우드서비스 공급자가 계약에 따라 제공하면, 그 위에 필요한 운영체제_{Operating System, OS}와 응용 소프트웨어를 설치하여 사용한다. 즉, 사용자는 클라우드 인프라를 관리 및 제어하는 것을 제외한 OS와 응용 소프트웨어를 관리하는 것이다. 큰 기관에서는 자신들이 직접 제어할 수 있는 IaaS 모델이 유리한 점이 있겠지만, 해당 자원을 관리하기 위한 전산팀을 필요로 한다는 단점이 있다.

PaaS는 IaaS에 추가로 OS와 보안 사항 모두를 공급자가 제공하면서 관리하는 것이다. 즉, 사용자가 필요한 응용 소프트웨어만 개발하여 이용하는 형태다. 큰 규모의 전산팀은 필요로 하지

않으나 역시 소프트웨어 개발을 위한 개발자와 최소한의 IT 자원
을 관리하기 위한 인력이 필요하다.

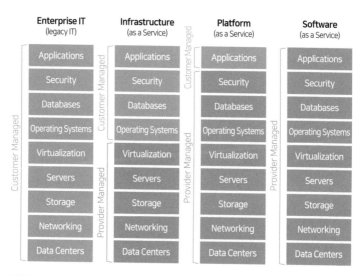

그림 3. IaaS, PaaS, SaaS 비교[20]

SaaS는 필요한 응용 소프트웨어까지 빌려서 쓰는 경우라고 생
각하면 된다. 대부분 웹브라우저를 통해 데이터에 접근하여 필

---

[20] http://www.sw-eng.kr/member/customer/Webzine/BoardView.do?boardId=
0000000000000000039739.

요한 작업을 하는 형태다. 웹기반 이메일이나 웹을 통해 접근을 하는 각종 시스템(그룹웨어 등)이 대표적인 예다. 헬스케어 분야에서는 클라우드EMR_{Electronic Medical Records, 전자의무기록}이나 개인건강기록Personal Health Record 등이 포함된다. 이런 경우 대부분의 관리는 클라우드서비스 제공 업체에 의해 이루어지므로, 최소한의 IT인력만 있으면 된다는 장점이 있다. 어떤 aaS를 사용할 것인가는 결국 구매자가 사용 가능한 예산과 서비스의 편의성을 고려하여 결정할 문제다.

클라우드서비스는 다음 그림 4처럼 배포 유형에 따라서도 구분할 수 있다. 사설클라우드private cloud는 조직에서 내부적으로 클라우드 환경을 구축해 활용하는 것을 의미한다. 대부분의 경우 물리적인 서버의 위치가 해당 사설클라우드를 구축한 기관의 내부에 위치하게 된다. 물론 다른 기업체에 비용을 지급하고 사설클라우드를 구축하는 경우도 있다.

공용클라우드public cloud는 클라우드서비스 공급자가 범용의 클라우드 환경을 구축하고 소유 및 관리하면서 사용자가 본인의 계정을 통해 필요한 서비스를 이용하는 것이다. 대부분의 클라우드서비스가 여기에 속한다.

하이브리드클라우드hybrid cloud는 공용클라우드와 사설클라우드가 결합된 형태다. 민감한 핵심 데이터는 사설클라우드에 보관하고 일반적인 데이터는 공용클라우드에 두는 방식으로 많이 사용한다.

이 외에 NISTNational Institute of Standards and Technology, 미국표준기술연구소에서 발표한 문서에 따르면 커뮤니티클라우드community cloud라는 개념도 있다.[21] 하지만 커뮤니티클라우드는 사설클라우드와 큰 차이가 없는 개념이라서 최근에는 특별히 구분하지 않고 있는 추세다.

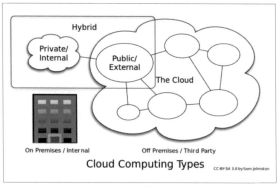

그림 4. 클라우드서비스의 배포 형태[22]

---

21 〈The NIST Definition of Cloud Computing〉, National Institute of Standards and Technology, http://nvlpubs.nist.gov/nistpubs/Legacy/SP/nistspecialpublication800-145.pdf.

22 https://commons.wikimedia.org/wiki/File:Cloud_computing_types.svg.

클라우드 활성화를 위한 국내외 정책적 지원

지금까지 클라우드의 기본적인 개념과 클라우드를 왜 사용하는지에 대해서 살펴보았다. 이처럼 클라우드는 많은 장점을 가지고 있다. 자연스럽게 관련 시장 역시 갈수록 커지고 있다. 이에 따라 각국 정부들이 클라우드 활성화를 위해서 많은 지원을 하고 있다.

한국 클라우드컴퓨팅법

우리나라는 2015년 3월 27일 세계 최초로 클라우드 산업 활성화를 위한 〈클라우드컴퓨팅 발전 및 이용자 보호에 관한 법률〉(약칭 클라우드컴퓨팅법)을 제정하였고, 2015년 9월 28일부터 시행하고 있다. 또한 〈클라우드컴퓨팅법〉에 의거하여 관계부처 합동으로 2015년 11월 10일 〈K-ICT 클라우드컴퓨팅 활성화 계획〉을 발표하면서 2016년에서 2018년까지의 클라우드컴퓨팅 발전 기본 계획을 수립하였다.[23] 이와 별개로 미래창조과학부에서는 ICBM이라는 신조어를 만들어 IoT(사물인터넷), Cloud(클라우드), Big Data(빅데이터), Mobile(모바일) 산업을 육성하고자 노력하고 있다.

---

23 〈K-ICT 클라우드컴퓨팅 활성화 계획(안)〉, 미래창조과학부, 2015년 11월 10일.

우리나라 정부는 세계 최초로 관련 법안을 제정하여 지원할 정도로 클라우드 산업 활성화에 많은 노력을 기울이고 있다. 이에 따라, 2015년 국내 기업의 클라우드 이용률은 6.4%에 그쳤으나, 2016년에는 10% 이상으로 예측된다.[24] 2017년 1월 미래창조과학부 발표를 보면 국내 클라우드 시장 규모는 1조 1,900억 원으로 전년 대비 55.2% 늘었고, 국내 클라우드 관련 기업 수 역시 535개로 전년(353개)에 비해 51.6%나 증가할 정도로 큰 성장세를 보이고 있어,[25] 향후 전망은 밝아 보인다.

정부의 클라우드 육성 정책에 대표적인 응용 분야로 소개되고 있는 것이 헬스케어 분야일 정도로 헬스케어 분야에 클라우드 활용과 관련한 타당성과 시장성은 높은 편이다. 국가기술표준원에서 매년 발표하는 〈스마트헬스 로드맵〉 문서에 헬스케어에 관련된 클라우드 기술이 보다 구체적으로 소개되어 있다. '2015 표준기반 R&D 로드맵 스마트의료기술'에서부터 클라우드에 대한 언급이 등장하며, 스마트헬스 데이터의 10대 주요 기술로 '의료기

---

24 "1조 규모 한국 클라우드 시장 놓고 글로벌 토종기업 각축", 〈연합뉴스〉, 2016년 12월 2일 자, http://www.yonhapnews.co.kr/bulletin/2016/11/30/0200000000A KR20161130181700017.HTML.

25 "1년새 55% ↑ ⋯ 국내 클라우드 시장 '폭풍성장'", 〈한국경제〉, 2017년 1월 16일 자, http://www.hankyung.com/news/app/newsview.php?aid=2017011653131&in-type=1.

관용 하이브리드클라우드 플랫폼'이 선정되었다.[26]

　의료기관용 하이브리드클라우드 플랫폼은 "민감한 데이터는 병원클라우드에서 분석하고, 익명화된 대용량 데이터는 공용클라우드를 통해 분석하는 기술이자 보안성 강화에 대한 방안으로 표준화"하는 기술로 설명되어 있다. 하지만 선진국과의 기술 차이는 2년 이상으로 많이 뒤처져 있다.

　2016년 로드맵 문서에서도 마찬가지로 스마트헬스데이터 분야에서 '건강 빅데이터 저장 클라우드 플랫폼 기술'을 10대 주요 기술 중 하나로 제시하고 있으며, 2015년의 하이브리드클라우드 개념을 포함하고 있다.[27] 해당 기술은 "다양한 경로로 수집/분석된 건강 빅데이터를 안전하고 경제적으로 저장하기 위한 클라우드 플랫폼을 구축하는 기술"로 정의하고 있다. 다만 해당 기술은 2015년보다 선진국과의 기술 격차가 3년 더 벌어진 것으로 조사되고 있다.

---

26 〈2015표준기반R&D로드맵: 스마트의료기술〉, 국가기술표준원　한국표준협회, http://www.kscodi.or.kr/index.php?mid=board_notice&category=230&category_view=none&anchor=6&document_srl=33132.

27 〈2016 표준기반 R&D 로드맵: 스마트헬스〉, 국가기술표준원　한국표준협회, http://www.kscodi.or.kr/index.php?mid=sub04_1&doc=34506.

외국 정부 정책

국내와 마찬가지로 외국에서도 아주 다양한 클라우드 활성화 전략을 정부 차원에서 추진하고 있다.

– 미국: Cloud First

미국은 2011년 2월 〈Cloud First〉[28] 전략을 발표하며, 공공 부문의 민간 클라우드 이용 활성화에 힘을 쓰고 있다. 미국 국무부와 재무부 등 7개 부처가 101개의 클라우드서비스를 이용하고 있다. 그중 48개가 민간 클라우드서비스를 사용한다. 헬스케어 분야만 보더라도, 미국 NIH<small>National Institute of Health, 국립보건연구원</small>에서는 헬스케어 분야의 대표적인 빅데이터인 유전체 데이터를 저장하기 위해서 AWS<small>아마존클라우드서비스</small>를 적극적으로 활용하고 있다.

예를 들어, 대표적인 대규모 유전체 분석 프로젝트인 〈1000 Genome Project〉(http://www.internationalgenome.org/)의 모든 데이터,[29] 질병 관련 유전변이 데이터베이스인 dbGaP(https://

---

28 〈Federal Cloud Computing Strategy〉, The White House, 8th February, 2011, https://www.whitehouse.gov/sites/default/files/omb/assets/egov_docs/feder-al-cloud-computing-strategy.pdf.

29 〈1000 Genomes Project data available on Amazon Cloud〉, NIH, 29th March, 2012, https://www.nih.gov/news-events/news-releases/1000-genomes-project-da-ta-available-amazon-cloud.

www.ncbi.nlm.nih.gov/gap)의 모든 데이터[30] 등을 AWS를 통해 배포하고 있다. 또한 이를 뒷받침하기 위해서 2015년 3월 23일 NIH는 〈Use of Cloud Computing Services for Storage and Analysis of Controlled-Access Data Subject to the NIH Genomic Data Sharing Policy〉라는 선언문을 발표하여 정책적으로 클라우드 활용을 지원하고 있다.[31]

민간에서도 2012년 기준으로 미국 기업의 40% 이상이 클라우드서비스를 활용하고 있다고 조사되었다. 이는 정부의 정책적 지원과 아마존, 구글, IBM, MS와 같은 미국 IT 대기업들의 사업 방향이 잘 일치한 긍정적인 현상으로 여겨진다. 정부가 자체 클라우드를 구축하는 것이 아니라 민간 기업체의 클라우드를 적극적으로 활용하고 있다는 점 또한 인상적이다. 더불어 정부 차원에서 클라우드가 언급될 때마다 지적받는 개인정보보호 및 보안 문제를 해결하기 위해서 FedRAMP Federal Risk and Authorization Management Program를 통해 가이드라인과 보완책을 제시하고 있다.[32]

---

30 〈The Cloud, dbGaP and the NIH〉, NIH, 27th March, 2015, https://datascience.nih.gov/blog/cloud.

31 〈NIH Position Statement on use of Cloud Computing Services for Storage and Analysis of Controlled-Access Data Subject to the NIH Genomic Data Sharing Policy〉, NIH, 23th March, 2015, https://gds.nih.gov/pdf/NIH_Position_Statement_on_Cloud_Computing.pdf.

32 〈FedRAMP〉, https://www.fedramp.gov/.

– 영국: G-Cloud

영국도 클라우드 이용 활성화를 위해 2012년 〈UK Government G-Cloud〉를 발표하였다.[33] G-Cloud 서비스의 일환으로 〈Digital Marketplace〉를 발표하였고, 2013년 이미 5천만 파운드(약 750억 원) 이상의 매출을 달성하였다.[34] 약 2천여 개 기업(이 중 80%는 중소기업)의 19,553개 서비스가 스토어에 등록되어 있다.

영국 역시 〈Cloud First〉 전략을 2013년 5월에 발표하였고, 기존의 G-Cloud를 전략적으로 확장하고 있다.[35] 우리나라와 유사하게 정부 주도로 클라우드서비스를 먼저 진행하는 것으로 보인다. 그 결과, '클라우드인더스트리포럼Cloud Industry Forum'의 2015년 조사에 의하면 영국의 클라우드 도입률이 84%에 달하고, 클라우드서비스 사용자의 78% 정도가 2개 이상의 클라우드서비스를 사용하고 있다고 한다.[36]

---

33 https://en.wikipedia.org/wiki/UK_Government_G-Cloud.

34 〈Another milestone for G-Cloud: Over 50million in sales reached〉, UK Gov. Digital Marketplace Blog, 18th October, 2013, https://digitalmarketplace.blog.gov.uk/2013/10/18/another-milestone-for-g-cloud-over-50million-in-sales-reached/.

35 〈Government adopts 'Cloud First' policy for public sector IT〉, GOV.UK, 5th May, 2013, https://www.gov.uk/government/news/government-adopts-cloud-first-policy-for-public-sector-it

36 〈UK Cloud adoption rate climbs to 84%, finds new research from the Cloud Industry Forum〉, Cloud Industry Forum, https://www.cloudindustryforum.org/content/uk-cloud-adoption-rate-climbs-84-finds-new-research-cloud-industry-forum.

- 중국: 6대 핵심 전략

2015년 1월 중국은 세계 수준의 클라우드 실현을 위한 6대 핵심 전략을 발표하였다.[37] 6가지 전략은 클라우드서비스 공급 능력 강화(민간클라우드 발전), 기업 혁신 역량 제고, 전자정부 발전, 빅데이터 개발 및 이용 강화, 클라우드 인프라 시설 구축, 안전보장 강화 등이다. 더불어 중국은 자국 IT 역량을 강화하기 위해서 클라우드 데이터센터를 자국 내에 두는 〈인터넷 안전법〉을 2015년 발표하였다.[38]

또한 많은 사람들이 알고 있는 것처럼 중국의 경우 글로벌 IT 회사들이 중국 내에서 서비스하는 것을 금지하고 있다. 따라서 텐센트Tencent나 알리바바Alibaba 등의 자국 IT 기업을 지원하고 있다. 헬스케어 분야에서도 2015년부터 2020년까지의 로드맵을 발표하여 적극적으로 클라우드 시스템의 도입을 장려하고 있는 분위기다.[39] 알리바바 그룹의 '알리헬스'는 O2OOnline to Offline 기술

---

37 〈China to boost cloud computing for innovative development〉, The State Council The People's Republic of China, 30th January, http://english.gov.cn/policies/latest_releases/2015/01/30/content_281475047556064.htm.

38 〈Cybersecurity Law〉, China Law Translate, 6th July, 2015, https://www.chinalawtranslate.com/cybersecuritydraft/?lang=en.

39 "China new healthcare reform 2020", 〈Norton Rose Fulbright〉, May, 2015, http://www.nortonrosefulbright.com/knowledge/publications/128859/china-new-healthcare-reform-2020.

을 활용한 클라우드 병원을 구축하여 국민 헬스케어 플랫폼을 세울 계획을 발표했다.[40]

- 일본: 정부시스템 클라우드 활용

2015년 7월 일본은 총무성 주관으로 2020년 동경올림픽과 그 이후 지속적인 성장을 목표로 '사회 전체 ICT화'를 추진하기 위한 액션플랜을 보고서로 발간하였다.[41] 해당 보고서에 의하면 2021년까지 모든 정부 정보 시스템의 클라우드화를 통해 운영비의 30%를 절감하는 것을 목표로 하고 있다.

이러한 움직임은 헬스케어 분야에서도 확인할 수 있다. 2010년 일본 후생노동성은 진료기록 등의 데이터에 대한 의료기관 외부에서의 저장을 인정하여, 클라우드를 통한 의료 데이터 관리 및 활용을 허용하였다.[42] 특히 최근에는 지진 등의 재해로 인해 병원 내부의 의무기록이 없어진 문제들을 극복하기 위해서 지진이나 원전사고와 같은 재해복구disaster recovery의 관점에서 병원

---

40 〈보건산업 글로벌 동향 및 이슈 조사〉, 한국보건산업진흥원, 2016년 4월, http://kcloud. or.kr/?p=11206

41 〈2015년 일본 클라우드 정책동향〉, 한국클라우드산업협회, 2016년 4월 13일, http:// kcloud.or.kr/archives/11206.

42 "일본, 의료 클라우드 서비스시장 성장세", 〈KOTRA해외시장뉴스〉, 2013년 7월 23일자, http://news.kotra.or.kr/user/globalBbs/kotranews/4/globalBbsDataView. do?setIdx=243&dataIdx=123050.

외부 클라우드 데이터센터를 활용한 의료정보 등의 저장에도 관심이 쏠리고 있는 중이다.

　이처럼 우리나라를 포함한 여러 나라에서 클라우드 활성화를 위해 정책적으로 지원을 하고 있으며, 특히 외국의 경우 헬스케어클라우드 활성화를 위해 많은 노력을 하고 있다. 우리나라의 헬스케어클라우드 도입 및 관련 법안 제정과 제도 개선에 관한 내용은 후반부에서 설명할 예정이다. 이제 헬스케어클라우드가 왜 필요한지, 어떻게 하면 활성화시킬 수 있을지에 대해 보다 자세히 살펴보자.

제2장
—
헬스케어클라우드

헬스케어클라우드

헬스케어에서의 클라우드

많은 사람들이 헬스케어 분야에 클라우드를 도입해야 한다고 주장한다. 우선 시장성 때문이다. 많은 시장조사 기관에서 헬스케어클라우드가 시장 규모와 성장률 측면에서 아주 유망한 사업이라고 이야기하고 있다. 2013년 1월 TMR_{Transparency Market Research}에서 발표한 자료에 의하면, 헬스케어클라우드 시장은 2016년 45억 달러에 이를 것이며, 매년 두 자리 숫자 이상의 성장을 통해 2018년에는 무려 68억 달러에 달할 것으로 전망하고 있다.[1]

---

1 〈Cloud Computing Market in Healthcare Industry(IAAS, SAAS, PAAS, CIS, NCIS, PACS, EMR, RIS)—Global Industry Analysis, Size, Share, Trends and Forecast-2018〉, Transparency Market Research, 24th January, 2013, http://www.transparencymarketresearch.com/healthcare-cloud-computing.html.

2015년 6월에 발표된 마켓앤마켓(Markets and Markets)의 시장보고서는 연평균 20.5%씩 성장하여 2020년이면 약 95억 달러 규모에 이를 것으로 예측하고 있다.[2] 가장 최근에 발표된 글로벌마켓인사이트(Global Market Insight)의 2016년 3월 시장보고서에 의하면, 헬스케어클라우드 시장은 2014년에 이미 25억 달러 규모였고, 2016년부터 2023년까지 해마다 20% 이상 성장하여, 2023년에는 70억 달러(약 8조 4천억 원) 규모에 달할 것으로 예측하고 있다.[3]

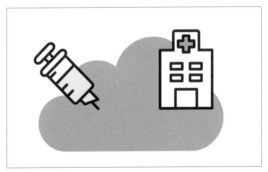

그림 5. 헬스케어클라우드

2 〈Healthcare Cloud Computing Market by Application(PACS, EMR, CPOE, RCM, Claims Management), by Deployment(Private, Public), by Service(SaaS, IaaS), by Pricing(Pay as you go), by End-User(Providers, Payers)-Analysis and Global Forecasts to 2020〉, Markets and Markets, June, 2015, http://www.marketsandmarkets.com/PressReleases/cloud-computing-healthcare.asp.

3 〈Healthcare Cloud Computing Market Size, Industry Outlook, Regional Analysis(U. S., Germany, UK, Italy, Russia, China, India, Japan, South Korea, Brazil, Mexico, Saudi Arabia, UAE, South Africa), Application Development, Competitive Landscape & Forecast, 2016-2023〉, Global Market Insights, March, 2016, https://www.gminsights.com/industry-analysis/healthcare-cloud-computing-market.

시장조사 기관마다 시장 규모 예측의 차이는 있지만 공통적으로 높은 성장률을 전망하고 있다. 이렇게 성장률을 높게 예측하는 것은 해당 시장에 대한 사용자의 요구가 지속적으로 증가할 것이라는 것에 기반한다. 그럼 왜 헬스케어클라우드에 대한 사용자의 요구가 증가하고 있는지 클라우드 도입에 따른 혜택의 관점에서 살펴보기로 하자.

헬스케어 분야의 클라우드 도입에 따른 혜택은 여러 가지 측면에서 분석 가능하다. 우선 서비스 제공자와 서비스 사용자의 관점에서 살펴보고, 다음에는 헬스케어 데이터의 확장, 마지막으로 데이터의 활용 관점에서 이야기해 보겠다.

클라우드서비스 공급자인 IT업체들의 입장은 명확하다. 앞에서 언급한 것처럼 해당 시장의 명확한 성장 가능성 때문이다. 미래 유망 시장이자 지금도 큰 이 시장을 놓치지 않기 위해 각 업체들이 공격적인 투자와 마케팅을 하고 있다. 특히나 SaaS처럼 전용 소프트웨어를 개발할 필요가 없는 PaaS나 IaaS의 경우에는 헬스케어 산업을 위해 별도의 큰 투자 없이도 다른 산업 분야와 같이 쓸 수 있다는 장점이 있다.

그러므로 클라우드서비스 제공자들이 투자를 주저할 이유가 없다. IBM, MS, 아마존, 구글 등 대표적인 클라우드서비스 사업자들은 이미 헬스케어클라우드 시장에 진출을 한 상황이다. 서비스 공급자의 입장은 이와 같이 명확하다.

  그렇다면 상대편인 서비스 사용자의 입장을 살펴보자. 의료정
보를 생산하는 의료기관에서는 다양한 이유들로 인해 클라우드
도입을 고려하고 있는 것으로 판단된다. 첫 번째는 제1장에서
클라우드의 필요성에 대해서 이야기하면서 언급한 비용 절감 이
슈다. 우리나라 의료기관들은 건강보험심사평가원에 보험심사
청구 자료를 보내기 위해 아주 빠른 속도로 병원정보시스템 중
OCS_{Order Communication System}를 도입하였다.

  그뿐만 아니라 의료영상시스템인 PACS<sub>Picture Archiving and Communi-
cation System</sub>에 건강보험심사평가원이 인센티브를 제공하자 역시나
아주 빠른 속도로 이를 채택하였다. 그 결과 대부분의 의료기관
들이 전산시스템을 도입하여 진료하고 있다. 소위 '빅파이브_{Big5}'
라고 불리는 서울대병원, 세브란스의료원, 서울아산병원, 삼성
서울병원, 서울성모병원 등이 세계적으로 우수한 병원정보시스
템을 구축하여 운영하고 있다. 특히 분당서울대병원은 자회사인
이지케어텍과 함께 개발한 시스템인 BESTCare 2.0을 사우디
아라비아에 수출하여 6개 병원에 구축을 완료[4]하였을 뿐만 아니

---

4 "분당서울대병원, 사우디 6개 병원에 '정보시스템' 구축", 〈연합뉴스〉, 2016년 12월 22
  일 자, http://www.yonhapnews.co.kr/bulletin/2016/12/22/0200000000A
  KR20161222048100017.HTML.

라, 미국에 수출 계약까지 성사시켰다.[5]

하지만 시스템이 갈수록 고도화되면서 이런 대형병원들마저 더 이상 병원정보시스템 개발에 투자되는 비용을 감당하기 힘들어지고 있다. 예를 들어 서울아산병원과 삼성서울병원은 각 병원의 차세대 시스템 구축 비용으로 각각 400억 원과 1,000억 원이라는 막대한 비용을 투자하였으나 시스템 오픈에 어려움을 호소하였고,[6] 이런 비용을 감당할 수 없는 병원들은 여전히 오래된 시스템을 사용하고 있는 실정이다.

또한 시스템이 고도화됨에 따라 병원정보시스템을 운영하기 위해서도 많은 전산 인력을 채용하거나 큰 예산을 투입해야 한다는 문제점도 안고 있다. 이미 병원들은 전산시스템 없이는 환자를 진료하고 병원을 운영하기 어려울 정도로 시스템 의존도가 높은 상황인데, 이런 병원정보시스템을 개발하고 운영하거나 구입하기 위한 비용이 너무 비싸지면서 비용 절감 요구가 급증하고 있다.

---

5 "분당서울대병원 정보시스템, 미국에도 수출", 〈조선일보〉, 2016년 12월 27일 자, http://news.chosun.com/site/data/html_dir/2016/12/27/2016122700081.html.

6 "차세대 의료정보시스템 고민 깊은 '삼성·아산'", 〈데일리메디〉, 2015년 5월 21일 자, http://dailymedi.com/detail.php?number=793146.

이에 대한 해결책으로 병원들이 클라우드 도입을 검토하고 있다. 이러한 분위기 덕분에 2017년도 '정밀의료 프로젝트'에서 클라우드 기반의 병원정보시스템 개발 과제가 선정되어 서비스를 시작할 예정이다. 국내에서도 BIT, KT, 이지케어텍 같은 회사들이 다시 헬스케어클라우드 시장(클라우드EMR)에 진출하기 시작하였다.[7]

의료기관에서 클라우드 도입을 고려하는 두 번째 이유로 스마트폰의 보급과 각종 웨어러블기기wearable device의 발전으로 인해 모바일헬스가 부각되고 있는 시대적 흐름을 들 수 있다. 만성질환 관리 등을 위해서 환자가 생성한 건강 관련 데이터Patient Generated Health Data, PGHD들의 중요성이 크게 부각되고 있으며,[8] 이러한 데이터를 수집하기 위해 의료 분야에서의 IoT 활용 사례도 많아지고 있다.[9] 미국의 경우 모바일헬스를 임상시험에 활용하는 방안까지 모색하고 있다.[10]

---

7 "7년 만에 의료클라우드 시장 재도전, 정밀의료·보안 다 잡을까", 〈전자신문〉, 2017년 2월 8일 자, http://www.etnews.com/20170208000130.

8 〈Pateint-Generated Health Data〉, HealthIT.gov, https://www.healthit.gov/policy-researchers-implementers/patient-generated-health-data.

9 〈의료 부문의 IoT 활용〉, 한국정보화진흥원, 2016년 10월 19일, http://www.nia.or.kr/site/nia_kor/ex/bbs/View.do?cbIdx=25699&bcIdx=17708.

10 "FDA seeks comments on mHealth in clinical trials", 〈Mobihealthnews〉, 5th November, 2015, http://www.mobihealthnews.com/news/fda-seeks-comments-mhealth-clinical-trials.

즉, 병원에서 기존의 의료정보에 더해 웨어러블에서 생산되는 데이터들까지도 환자 진료에 활용해야 하는 상황으로 변화하고 있는 것이다. 비록 현재는 각종 웨어러블기기에서 생산되는 데이터의 양이 많지는 않다. 하지만 이러한 기기의 사용이 증가함에 따라 건강 관련 데이터의 양이 기하급수적으로 증가하고 있는 중이다. 웨어러블기기에서 생성되는 데이터들은 병원에서 관리하기에는 그 크기나 보안 문제 등의 이유로 어려움이 많다. 이를 해결하기 위해 자연스럽게 클라우드의 활용이 필수적인 상황으로 변화하고 있는 것이다.[11]

IT 업체	의료기관
높은 시장성	비용 절감 모바일헬스 대응 데이터 분석

표 3. 헬스케어클라우드 필요성: 서비스 제공자 vs 서비스 사용자

마지막 이유는 데이터 분석 이슈다. 빅데이터 시대를 맞이하여 수집된 데이터를 분석하는 것이 갈수록 중요해지고 있다. 이런

---

11 〈mHealth, 의료와 모바일의 융합모델 부상〉, KB금융지주경영연구소, 2015년 6월 24일, http://www.bioin.or.kr/board.do?num=252931&cmd=view&bid=industry.

상황에서 의료기관이 빅데이터를 분석하고 분석 결과를 기반으로 의료서비스를 제공하기 위해서는 클라우드 도입이 필수적이다. 기본적인 병원정보시스템에 투자되는 비용도 감당하기 힘들어지는 상황에서 분석 인프라를 별도로 자체적으로 구축한다는 것은 더더욱 어려운 일이기 때문이다. 이 데이터 분석에 대한 이야기는 이번 장의 후반부에서 다시 한번 자세히 언급할 것이다.

　이번에는 헬스케어의 가장 본질인 의료서비스의 관점에서 클라우드 도입이 가져올 변화에 대해서 살펴보겠다. 결론부터 이야기하자면 클라우드 도입은 의료정보의 접근성을 향상시키고, 의료기관이 전산 자원을 관리하는 데 드는 노력을 감소시킨다. 따라서 의료기관의 핵심인 의료행위에 더욱 집중할 수 있도록 하여 의료서비스의 많은 부분이 개선될 수 있다. 전산 자원을 구축하고 관리하는 데 드는 비용 절감 이슈는 이미 앞 장에서 언급하였다. 따라서 여기에서는 진료정보교류, 환자권리강화, 고위험 환자 혹은 만성질환 환자 관리 등의 구체적인 의료서비스 개선 사례를 중심으로 설명하겠다.

　현재 국내에서 진료정보를 전달하는 방법은 아주 단순하다. 환자가 병원을 방문해서 의무기록사본 발급을 신청하고 본인의 의료정보를 종이(의무기록)나 CD(의료영상)로 발급받아서 다른 병원에 직접 제출하는 형태다. 컴퓨터가 없던 수십 년 전과 비교해 변화된 것이 거의 없는 상황이다. 그러나 미국에서는 이미 10여 년 전부터 클라우드 기반의 진료정보교류가 시작되었다.[12, 13] 의료정

---

12 "HIMSS: Public health and HIE-cloud-based services", 〈Healthcare IT News〉, 5th March, 2012, http://www.healthcareitnews.com/news/himss-public-health-and-hie-cloud-based-services

13 "Pros and cons of Health Information Exchange cloud computing", 〈EHR Intelligence〉, 21st June, 2012, https://ehrintelligence.com/news/pros-and-cons-of-hie-cloud-computing.

보가 클라우드에 저장되면 해당 정보에 접근 권한을 주는 형태로 진료정보교류가 아주 손쉽게 이루어질 수 있다. 이를 확장해 환자가 클라우드에 본인의 진료기록을 손쉽게 저장할 수 있게 된다면 바로 개인건강기록PHR을 구축할 수 있게 된다. 대표적인 사례가 MS의 헬스볼트HealthVault[14]나 애플의 헬스앱Health app[15] 및 헬스키트HealthKit 등이다.

이런 개인건강기록이 활성화되면 환자가 본인의 자료에 대한 자유로운 접근 권한을 가지게 되고, 개인이 측정한 데이터들을 병원의 의료정보와 손쉽게 연결할 수 있게 되면서 의료정보의 주체가 의료진이 아닌 개인에게로 이동할 수 있을 것이다. 따라서 이런 움직임이 계속된다면 의료진 중심인 현재의 의료서비스가 환자 중심으로 이동하게 되면서 환자권리강화patient empowerment까지 자연스럽게 이루어질 수 있다.

보다 전문적인 사례로 의료진이 지속적인 관찰을 해야 하는 고위험 환자 관리를 들 수 있다. 중환자실에 입원해 있는 고위험 환자는 24시간 동안 쉬지 않고 전문 의료진이 관리해야 하고, 특히

---

14 HealthVault, https://www.healthvault.com/kr/ko.
15 Apple, http://www.apple.com/ios/health/.

상태 변화에 따른 신속한 의사 결정과 대처가 환자의 생명에 직결되는 경우가 많다. 이를 위해서 클라우드를 통한 원격모니터링이 주목을 받고 있다.[16] 또한 이를 위해 다양한 센서들을 통해 많은 정보가 수집되어 활용되고 있다. 그러나 아쉽게도 생성되는 센서 데이터들은 오로지 상태 변화에 따른 알람 용도로만 사용되고 있으며, 해당 데이터를 분석하는 등의 추가적인 활용은 전혀 이루어지지 않고 있다. 심지어 대부분의 데이터들이 저장되지 않은 채로 버려지고 있다.

해당 데이터들을 활용하면 의학연구에 큰 도움을 받을 수 있기 때문에,[17] 해당 데이터들을 수집·저장·분석하는 것이 필요하다. 이를 위해서는 클라우드의 도움이 절실하다. 고위험 환자뿐만 아니라 만성질환 환자들도 클라우드를 통해 도움을 받을 수 있다. 기존에는 만성질환 환자들이 집에서 혈압과 혈당 등을 측정하더라도 수첩에 기록해서 의사에게 보여 주는 방식을 취했다. 현재에도 대부분의 병원들에서 이런 식의 관찰이 이루어지고 있다.

---

16 "How Could Remote Monitoring Serve the Intensive Care Unit", 〈mHealth In­telligence〉, 5th May, 2015, http://mhealthintelligence.com/news/how-could-remote-monitoring-serve-the-intensive-care-unit.

17 Lee H, Shin SY, Seo M, Nam GB, Joo S (2016), 〈Prediction of Ventricular Tachy­cardia One Hour before Occurrence Using Artificial Neural Networks〉, Sci Rep. 6:32390.

환자가 집에서 측정한 정보를 클라우드에 저장하고 해당 의료진이 그 정보를 확인할 수 있다면 만성질환 환자의 관리에도 큰 도움을 받을 수 있을 것이다. 이미 국내에서 많이 추진되고 있는 유헬스 사업들이 대부분 여기에 속한다.

헬스케어 데이터의 확장

지금까지의 의료 데이터는 병원에서 측정하는 각종 검사 및 의료영상 데이터가 전부였다. 하지만 최근 미국에서 시작하여 전 세계적으로 이슈가 되고 있는 정밀의학precision medicine의 실현을 위해서는 유전체 데이터, 일상생활 데이터, 환경 데이터 등이 반드시 필요하다. 2014년 세계 최고의 의학저널 중 하나인 〈JAMA-Journal of the American Medical Association, 미국의학회지〉에 발표된 논문에 해당 데이터들의 종류가 잘 설명되어 있다.[18] 이 논문에서는 그림 6에 설명된 것처럼 전통적인 의료정보(투약정보, 질병명 등)부터 심지어 페이스북 글까지 모든 데이터들을 언급하고 있다. 코드로 잘 구조화되어 있는 데이터부터 텍스트, 영상, 음성까지 모든 형태의 데이터가 다 존재한다.

미국의 유명한 의학자인 에릭 토폴Eric Topol이 2014년 〈Cell〉에 발표한 논문에서는[19] 마치 GISGeographic Information System, 지리정보시스템에서 다양한 지도를 겹쳐서 풍부한 정보를 제공하는 것처럼 개인의 건강과 관련된 요인들을 계층화한 후 각 정보들을 겹쳐서 보여 주

---

18 Weber GM, Mandl KD, Kohane IS (2014), Finding the missing link for big biomedical data, *JAMA*, 311(24):2479-80.
19 Topol EJ (2014), Individualized Medicine from Prewomb and Tomb, *Cell*, 157(1): 241-253.

는 방식으로 설명하고 있다(그림 7). 대표적인 유전체genome를 비롯하여 인구학적인계층social graph, 개인의 생체신호를 측정한 결과인 바이오센서계층biosensors, 각종 오믹스데이터계층genome, proteome, transcriptome, 마지막으로 환경노출정보계층exposome까지 무려 10개의 층layer으로 데이터를 구분해서 설명을 하고 있다. 이들 대부분이 전통적인 의료정보에는 포함되지 않던 것들이다. 이처럼 다양한 형태를 가진 대용량의 데이터를 저장·분석하기 위해서도 클라우드의 활용이 필수적이다.

이렇게 새로이 부각되는 헬스케어 데이터들의 크기 또한 문제다. 기존의 의료정보에서는 의료영상이 데이터 크기의 절대 다수를 차지하고 있었다. 그림 8로 소개된 IBM이 발표한 인포그래픽에 의하면, 사람의 건강과 관련이 있는 데이터 중 의료영상을 포함한 의료 데이터는 0.4TB에 불과하고, 유전체 데이터가 6TB 정도라고 한다. 그런데, 그 사람의 일상생활PGHD, 환경적 요인, 사회경제적 요인Social Determinants of Health, SDOH[20] 등의 외부 데이터들이 무려 1,100TB로 예상되고 있다.[21]

---

20 〈Social determinants of health〉, WHO, http://www.who.int/social_determinants/en/.

21 최윤섭, "10년 뒤, 의료는 어떻게 바뀔까?", 〈최윤섭의 Healthcare Innovation〉, 2015년 12월 22일, http://www.yoonsupchoi.com/2015/12/22/medicine_in_ten_years/.

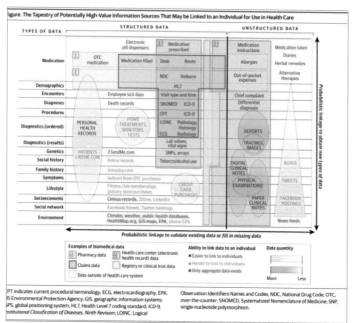

Figure. The Tapestry of Potentially High-Value Information Sources That May be Linked to an Individual for Use in Health Care

그림 6. 헬스케어 데이터의 다양한 형태와 종류[22]

---

22 The Tapestry of Potentially High-Value Information Sources That May be Linked to an Individual for Use in Health Care, Figure, *The Journal of the American Medical Association*, http://jamanetwork.com/journals/jama/article-abstract/1883026.

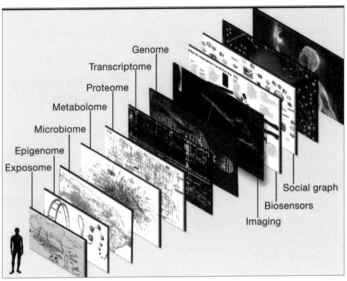

그림 7. 사람의 건강에 관여하는 각종 요인들[23]

---

23 Geographic Information System of a Human Being, Cell Figure 1, *Cell*, http://www.cell.com/cms/attachment/2077500675/2070776697/gr1_lrg.jpg.

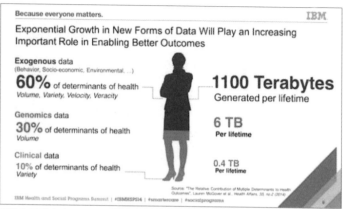

그림 8. 건강과 관련된 데이터[24]

 이처럼 외부 데이터의 크기가 큰 이유는 IoT의 발전 때문이다. 2015년에 〈Science Translational Medicine〉에 발표된 논문에 의하면 병원에서 사용하는 의료기기가 아닌 모바일 장비를 통해 건강상태를 측정할 수 있는 기기가 그림 9처럼 엄청나게 많이 나와 있는 것을 알 수 있다.[25] 이러한 데이터를 통합하고 저장하기 위해서는 반드시 클라우드가 필요하다.

---

24 IBM, http://i1.wp.com/www.yoonsupchoi.com/wp-content/uploads/2015/12/Exogenous-Data-IBM-2.png.

25 Steinhubl SR, Muse ED, Topol EJ (2015), The emerging field of mobile health, *Science Translational Medicine*. 7(283):283rv3.

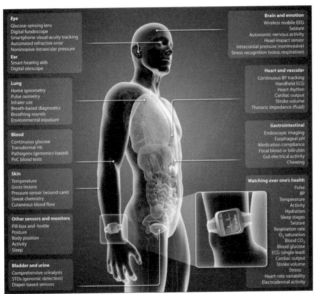

그림 9. IoT 장비로 측정할 수 있는 건강지표들[26]

26 〈Science Translational Medicine〉, http://d3ukwgt0ah4zb1.cloudfront.net/content/
scitransmed/7/283/283rv3/F1.large.jpg.

인공지능을 이용한 데이터의 활용

2016년 알파고가 이세돌 9단과의 바둑 대결에서 승리하면서 사회에 많은 충격을 가져왔다. 이를 계기로 거의 모든 산업 분야에서 인공지능을 도입하기 시작하고 있다. 당연히 의료 분야에도 큰 영향을 주었고, 이는 몇 년 전의 빅데이터 유행과 맞물려 많은 혁신이 이루어지고 있다.[27, 28, 29] 한국에서의 대표적인 예가 바로 길병원과 부산대병원의 '왓슨' 도입이다.

인공지능 특히, 딥러닝으로 대표되는 기계학습을 위해서는 모델학습을 위한 빅데이터와 학습을 시키기 위한 빠른 컴퓨터가 필요하다. 클라우드서비스는 데이터 저장을 위한 스토리지뿐만 아니라 연산을 위한 컴퓨터도 제공하기 때문에 자연스럽게 클라우드에 저장한 데이터를 해당 클라우드에서 바로 분석할 수 있다. 따라서 가장 적절한 선택이라고 할 수 있다.

---

27 〈Study on Big Data in Public Health, Telemdicine, and Healthcare〉, European Commission, December, 2016, https://ec.europa.eu/health/sites/health/files/ehealth/docs/bigdata_report_en.pdf.

28 "How Machine Learning, Big Data And AI Are Changing Healthcare Forever", 〈Forbes〉, 23rd September, 2016, http://www.forbes.com/sites/bernard-marr/2016/09/23/how-machine-learning-big-data-and-ai-are-changing-healthcare-forever.

29 〈From Virtual Nurses To Drug Discovery: 106 Artificial Intelligence Startups In Healthcare〉, CB Insights, 3rd February, 2017, https://www.cbinsights.com/blog/artificial-intelligence-startups-healthcare/.

자연스럽게 클라우드를 통한 데이터 분석에 많은 사람들이 관심을 가지기 시작했다. 특히, 이를 지원하기 위해서 SaaS의 특화된 형태인 MLaaS(Machine Learning-as-a-Service) 혹은 HAaaS(Health Analytics-as-a-Service)가 헬스케어 산업에서 부각되고 있다.[30] 최고 권위의 의료정보학 저널 중 하나인 〈JMIR(Journal of Medical Internet Research)〉에 발표된 논문을 보면 HAaaS가 헬스케어 분야에서 클라우드 활용의 중요한 사례가 될 수 있음을 알 수 있다.[31]

MLaaS를 포함한 헬스케어 분석 시장은 2015년 4.8억 달러에서 2022년까지 54억 달러로, 연평균 41.2%의 성장률을 기록할 것으로 예상되고 있다.[32] MLaaS 시장은 관련 종사자들이 손쉽게 자연언어 처리 및 인공지능 도구에 접근하게 할 것이다. MS, IBM, 아마존, 구글 등이 클라우드서비스를 제공하면서 이미 인

30 "Machine Learning-as-a-Service Poised for Healthcare Growth", 〈HealthIT Analytics〉, 22nd Decmber, 2016, http://healthitanalytics.com/news/machine-learning-as-a-service-poised-for-healthcare-growth.

31 Khazaei H, McGregor C, Eklund JM, El-Khatib K (2015), Real-Time and Retrospective Health-Analytics-as-a-Service: A Novel Framework, *JMIR Med Inform*, 3(4):e36.

32 "Healthcare Predictive Analytics Market to Reach $19 Billion by 2025-Growing Efforts to Bring Down Healthcare Expenditure-Research and Markets", 〈PR Newswire〉, 21st December, 2016, http://www.prnewswire.com/news-releases/healthcare-predictive-analytics-market-to-reach-19-billion-by-2025---growing-efforts-to-bring-down-healthcare-expenditure---research-and-markets-300382413.html.

공지능 시장을 선도하고 있는 업체들이 MLaaS를 제공하게 될 것이다. 이미 이들은 안과, 심혈관 질환, 신장 손상, 각종 암 등의 의료 분야에 막대한 투자를 하고 있다.

클라우드 컴퓨팅이 헬스케어 분야에 가져올 수 있는 혜택을 다시 정리하면 다음과 같다.[33, 34]

1. 협업 장려
2. 재난 상황 대비
3. 비용 절감
4. 환자 치료 향상
5. 의학 연구 향상
6. 원격진료 또는 원격환자관리

첫째, 의료는 예전부터 많은 전문가들의 협업이 필수적인 분야이긴 했지만, 최근 들어 협업의 중요성이 더욱 커지고 있다. 클라우드를 통하면 시간과 장소에 구애받지 않고 환자의 의료정보 공유가 가능해질 수 있기 때문에, 다른 의료진들뿐만 아니라 다른 의료기관과도 의견 교환이 더 활발해질 수 있다.

33 "Six key benefits of cloud computing in the healthcare industry", 〈Cloud Tech〉, 28th July, 2016, http://www.cloudcomputing-news.net/news/2016/jul/28/six-key-benefits-cloud-computing-healthcare-industry/.

34 "How Cloud Computing is Revolutionizing Healthcare?", 〈The Huffington Post〉, 24th August, 2016, http://www.huffingtonpost.com/william-morrow/how-cloud-computing-is-re_b_11675810.html.

둘째, 최근 들어 지진이나 원전 사고와 같은 대규모 재난이 종종 발생하고 있다. 이런 재난 상황에서 필요한 의료인력을 사고 현장에 데려오거나 현장의 의사에게 필요한 정보를 제공하는 일은 항상 어려운 과제다. 클라우드에 재해 복구 시스템을 구축한다면, 의료기관이 보관하고 있는 의료정보를 활용할 수 없는 재난 상황에서도 필요한 시스템을 손쉽게 가동시킬 수 있다. 그 외에도 서로 다른 지역의 의료진이 클라우드를 통해 필요한 내용을 협의하고, 추가 자원이나 인력을 요청하며, 환자를 돌볼 수도 있다. 예를 들어, 재난 현장에 있는 경험이 부족한 외과 의사가 원격지의 전문가에게 화상으로 정보를 제공하면서 실시간으로 도움을 받아 수술을 할 수 있게 되는 것이다.

셋째, 클라우드를 통해 더 많은 정보를 공유하면서도 더 낮은 비용 지출을 가능하게 한다.

넷째, 방대한 양의 의료 데이터를 분석할 수 있는 빅데이터 기법 도입으로 환자의 치료 방법을 개선하거나, 치료에 오류가 발생할 여지를 줄여 준다.

다섯째, 빅데이터 분석은 환자 치료에 사용되는 것과 유사하게 의학 연구 과정을 도와줄 수 있다. 결과가 환자 치료에 직접적으로 사용되느냐 연구에 활용되느냐의 차이만 존재한다.

여섯째, 환자 상태를 모니터링할 수 있는 모바일 장치나 스마트폰 애플리케이션을 통해서 의사가 환자의 상태를 지속적으로 관찰할 수 있다. 필요시 원격으로 상담할 수 있어 병원 방문 횟수를 비약적으로 줄이면서도 양질의 의료서비스를 받을 수 있게 해 준다.

제3장

—

헬스케어-클라우드, 성공적 사례들

- 헬스케어클라우드 현황 및 전망

- 국가별 성공 사례

- 글로벌 IT업체의 헬스케어클라우드 사례

- 그 외 사례들

제3장

헬스케어-클라우드,
성공적 사례들

헬스케어클라우드 현황 및 전망

이번 장에서는 헬스케어 분야에 클라우드를 도입한 몇 가지 성공 사례들을 간단히 살펴보겠다. 국내의 대표적인 헬스케어클라우드를 소개하고, 외국의 성공 사례들을 소개할 예정이다. 기업체와 다양한 응용 사례가 이어진다.

우선 전체적인 상황을 조망하기 위해 실제로 시장에서는 어떻게 생각하고 있는지 알아보자. 책의 서두에서 간략하게 언급했던 미국 HIMSS가 2017년 1월에 발표한 보고서에 의하면, 전통적으로 신기술 적용이 느린 헬스케어 분야에서도 클라우드 활용이 가속화되고 있다. 2016년 미국 헬스케어 기관의 83%가 클라우드

서비스를 사용하고 있다고 한다.[1] HIMSS의 조사 결과에 따르면 의료기관들은 전략적으로 클라우드를 받아들이고 있다. 그림 10 에서 볼 수 있듯이 진료정보교류, 환자권리강화도구, 생산성향상 도구, 업무연속성을 위한 재해복구기능, 빅데이터 분석, PACS스 토리지 등에서 절반 이상의 기관이 현재 사용하고 있거나 사용할 예정이라고 답했다.

특히 진료정보교류와 환자권리강화도구로 3분의 1 이상의 기 관이 이미 클라우드를 활용하고 있다. 앞으로 활용할 계획이라는 기관까지 합치면 70% 이상의 기관이 클라우드를 이용해 해당 기 능을 구현할 예정이다. 특히 개인을 식별할 수 있는 정보들도 클 라우드에 보관하는 경우가 점점 늘어나고 있다고 조사되었다. 조 사 결과를 보면 클라우드가 주요 시스템의 기반 인프라로 활용되 기 시작했다는 것과 클라우드를 활용할 수밖에 없는 원격의료, 모 바일헬스 등이 점점 활성화되고 있다는 것을 알 수 있다.

---

1 〈The Cloud Evolution in Healthcare〉, HIMSS, http://www.level3.com/~/media/ files/ebooks/en_cloud_eb_healthcare.pdf.

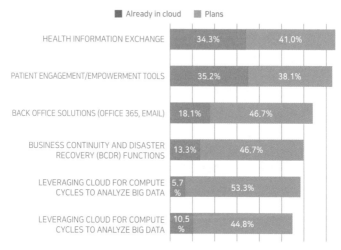

What's moving to the cloud in 2016

■ Already in cloud　■ Plans

HEALTH INFORMATION EXCHANGE	34.3%	41.0%
PATIENT ENGAGEMENT/EMPOWERMENT TOOLS	35.2%	38.1%
BACK OFFICE SOLUTIONS (OFFICE 365, EMAIL)	18.1%	46.7%
BUSINESS CONTINUITY AND DISASTER RECOVERY (BCDR) FUNCTIONS	13.3%	46.7%
LEVERAGING CLOUD FOR COMPUTE CYCLES TO ANALYZE BIG DATA	5.7%	53.3%
LEVERAGING CLOUD FOR COMPUTE CYCLES TO ANALYZE BIG DATA	10.5%	44.8%

그림 10. 의료기관의 클라우드 활용 분야[2]

　클라우드를 사용하는 이유를 묻는 설문에서는 ①비용 절감, ②안정적인 재난 극복 기능 제공, ③내부적 요구 사항 대응 등을 들었다. 이와 동시에 클라우드 도입의 장점을 극대화하기 위해서는 클라우드서비스와의 네트워크 연결을 보장해야 한다는 새로운 문제점도 나타났다. 클라우드를 사용할 경우 네트워크 연

---

2 HIMSS, http://www.level3.com/~/media/files/ebooks/en_cloud_eb_healthcare.
　pdf.

결을 통해 모든 작업이 이루어지게 되고, 안정적인 네트워크 인 프라를 구비하지 못하면 새로운 장애를 발생시킬 수 있다. 해당 보고서에서도 클라우드 도입 이전에 기관 내부와 외부의 네트워 크 인프라를 정비하는 것이 필수적이라고 언급하고 있다.

다시 말해서, 네트워크 속도와 안정성을 보장하기 위해서는 지 금보다 더 고품질의 네트워크를 사용해야 하고, 이는 클라우드를 사용하는 기관에게 새로운 비용 문제를 야기할 것으로 보인다. 따라서 클라우드를 사용하려면 반드시 추가되는 네트워크 비용 을 확인해야 한다.

국내 의료기관의 경우 '빅파이브' 병원(서울대학교병원, 세브란스병 원, 서울아산병원, 삼성서울병원, 서울성모병원)을 제외하고는 내부 네트 워크 인프라 투자가 아주 미약하며, '빅파이브'의 경우에도 외부 네트워크 연결에는 큰 비용을 투자하지 않고 있다. 이런 상황에 서 클라우드 도입을 위해서는 네트워크 인프라 정비에 많은 투자 가 선결되어야 할 것이다.

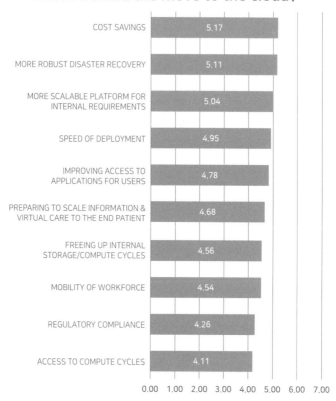

What's behind the move to the cloud?

COST SAVINGS	5.17
MORE ROBUST DISASTER RECOVERY	5.11
MORE SCALABLE PLATFORM FOR INTERNAL REQUIREMENTS	5.04
SPEED OF DEPLOYMENT	4.95
IMPROVING ACCESS TO APPLICATIONS FOR USERS	4.78
PREPARING TO SCALE INFORMATION & VIRTUAL CARE TO THE END PATIENT	4.68
FREEING UP INTERNAL STORAGE/COMPUTE CYCLES	4.56
MOBILITY OF WORKFORCE	4.54
REGULATORY COMPLIANCE	4.26
ACCESS TO COMPUTE CYCLES	4.11

0.00 1.00 2.00 3.00 4.00 5.00 6.00 7.00

Rating scale - "1" being a non-motivating factor and "7" being a very motivating factor.

그림 11. 클라우드 도입 이유[3]

---

3 HIMSS, http://www.level3.com/~/media/files/ebooks/en_cloud_eb_healthcare.pdf.

시장 현황과 관련해서 한 가지 짚고 넘어가고 싶은 것은 국내에서 헬스케어클라우드의 대표적인 사례로 거론되고 있는 클라우드EMR Electronic Medical Record, 전자의무기록 시장은 전망이 밝지 않다는 것이다. 클라우드EMR이 허용된 미국의 경우를 살펴보자.

2015년 5월에 발표한 기사 기준으로 대표적인 클라우드EMR 솔루션 제공자인 프랙티스퓨전 Practice Fusion 과 e클리니컬워크스 eClinicalWorks 의 시장점유율을 보면 1인 의료기관의 24%, 1~3인 의료기관의 21%밖에 차지하지 못하고 있다.[4] 전체적으로 보면 두 업체가 대략 14% 정도의 시장을 점유하고 있는 것으로 조사되었다. 물론 2년 전 데이터라 그 사이에 시장점유율이 상승했을 수도 있다. 하지만 국내에서 생각하는 것처럼 클라우드EMR이 미국에서 활성화되지는 않았다는 것 정도는 알 수 있다.

---

4 "Practice Fusion and Epic lead EHR market-share segments", 〈Medical Practice Insider〉, 27th May, 2015, http://www.medicalpracticeinsider.com/news/practice-fusion-and-epic-lead-ehr-market-share-segments.

국가별 성공 사례

한국

우리나라에는 아직 헬스케어클라우드에 대한 성공 사례가 많지 않다. 심지어 가장 대표적인 사례가 LG유플러스와 명지병원이 2010년경 클라우드EMR을 개발하였으나 법과 제도상의 문제로 인해 사업을 접은 경우일 정도다. 하지만 그 후 〈의료법〉 개정으로 인해 의료정보의 의료기관 외부 보관이 공식적으로 허용되었고, 드디어 첫 성공 사례가 등장하였다.

최초의 성공 사례는 서울아산병원의 헬스이노베이션 빅데이터센터가 MS와 인터베스트의 후원을 받아 개최하는 '의료 빅데이터 분석 컨테스트'다.[5] 국내 최초로 의료기관이 가지고 있는 환자의 의료정보를 비식별화하여 MS클라우드를 통해 대회 과제용으로 제공하였고, 해당 클라우드에서 데이터 분석이 이루어지도록 하였다. 모두 5개의 과제를 개최하는데, 의료영상(CT, MRI, 초음파) 및 뇌파(EEG) 데이터를 공개하였다. 우리나라의 관련 법과 제도에 관해서는 다음 장에서 상세히 설명하겠다.

---

5 서울아산병원, 의료 빅데이터 분석 컨테스트, http://amc-conetest.azurewebsites.net/ASAN-MS/.

미국

고비용 의료체계를 가지고 있는 미국의 경우 비용 절감을 위해 많은 노력을 하고 있고, 이에 따라 다양한 성공 사례들이 등장하고 있다. 우선 미국 기업체들의 대표적인 사례를 살펴보면 다음과 같다.

웰독WellDoc[6]은 미국 FDA의 승인을 받아 보험수가를 인정받은 모바일헬스 서비스를 제공하고 있다. 환자 본인의 동의하에 민간 보험회사와 연계하여 환자의 의료정보(혈당 등)를 클라우드에 저장하면 이를 민간 보험사가 분석해 병원으로 전송한다. 전송된 데이터를 받은 의료기관은 환자에게 적절한 처방을 해 준다. 환자와 민간 보험사는 SaaS를 활용하고, 의료기관은 PaaS를 활용하는 대표적인 사례라고 소개되고 있다.[7]

카디오다이어그노스틱스CardioDiagnostics[8]는 클라우드와 웨어러블 장비를 이용해 심장전문의가 원격으로 장기간 동안 환자의 심장 건강상태를 모니터링할 수 있게 하는 서비스를 개발하여 운영 중

---

6 WellDoc, https://www.welldoc.com/.

7 "클라우드, 의료-헬스케어 산업 패러다임 바꾼다", 〈IT Daily〉, 2015년 3월 2일 자, http://www.itdaily.kr/news/articleView.html?idxno=60468.

8 CardioDiagnostics, http://www.cardiodiagnostics.net/.

이다. 이 장치는 벨트나 손목에 차고 일상생활이 가능하다. 환자로부터 수집된 심장 모니터링 데이터는 실시간으로 분석되어 위험을 감지하는 데 사용된다. 의료진은 클라우드를 통해 원격지 환자의 상태를 모니터링할 수 있다. 해당 클라우드 솔루션을 통해 이 회사는 심장 모니터링 분야를 206억 달러 규모의 시장으로 키웠다.[9]

기업체뿐만 아니라 병원들 역시 클라우드 도입을 위한 노력을 많이 하고 있다. 미국의 유명 병원 중 하나인 BIDMC Beth Israel Deaconess Medical Center에서는 클라우드 활용성의 검토를 위해 (2015년 기준으로) 이미 AWS 가상 머신 30대를 운용하고 있다. 향후 자체 데이터센터 운용을 중단하고, 200대의 서버를 AWS의 가상 머신으로 활용할 예정이라고 밝혔다.[10]

같은 보스턴에 위치한 보스턴아동병원 Boston Children's Hospital은 GE 헬스케어 GE Healthcare와 함께 소아 환자의 뇌 MRI 영상 분석을 위한

---

9 "With mobile monitoring for cardiac patients, help is just a heartbeat away", 〈Microsoft blog〉, 1st August, 2016, https://blogs.microsoft.com/transform/video/with-mobile-monitoring-for-cardiac-patients-help-is-just-a-heartbeat-away/.

10 "Cloud services go mainstream in healthcare", 〈CIO〉, 5th October, 2015, http://www.cio.com/article/2989096/healthcare/cloud-services-go-mainstream-in-healthcare.html.

임상의사결정지원시스템을 개발하고 있다.[11] 소아 뇌 영상 분석 전문가가 부족한 상황에서 이러한 클라우드 솔루션이 아주 효과적인 소아 진단을 위한 지식과 전문 기술을 제공할 수 있을 것으로 기대하고 있다.

아동자선병원Children's Mercy Hospital에서는 좌심형성저하증후군Hypoplastic Left Heart Syndrome이라는 치명적 희귀병을 가지고 태어나는 아기의 심장 상태 모니터링을 위해 CHAMPCardiac High Acuity Monitoring Program라는 모바일 프로그램을 개발하여 적용하고 있다. 과거에는 병원에서 수천 마일 떨어진 곳에 사는 아기의 부모가 직접 아기 상태를 체크 후 전화를 하는 등의 조처를 취해야 했다. 하지만 이 프로그램 덕분에 이제 원격지의 의사가 직접 기록을 확인할 수 있고, 위험 상황을 감지하여 자동으로 의료진에게 경고를 보내 적절한 조치를 취할 수 있도록 한다. 이 프로그램 적용 전에는 아기 네 명 중 한 명이 사망하였으나 CHAMP 적용 후에는 사망한 아기가 없다고 한다.[12] 그 외에도 아주 많은 긍정적인 사례들이 있다.

---

11 "Boston Children's Hospital, GE Healthcare to build brain imaging software in the cloud", 〈Health IT News〉, 28th November, 2016, http://m.healthcareitnews.com/news/boston-childrens-hospital-ge-healthcare-build-brain-imaging-software-cloud.

12 "Children's Mercy app brings doctors home, virtually, with babies born with heart disease", 〈Microsoft blog〉, 20th July, 2016, https://blogs.microsoft.com/transform/feature/childrens-mercy-app-brings-doctors-home-virtually-with-babies-born-with-heart-disease/.

비영리단체에서도 클라우드를 많이 사용하고 있다. 전 세계를 대상으로 활동하는 경우 클라우드 도입으로 많은 혜택을 얻고 있다고 한다. 보스턴의 비영리단체인 PIH_{Partners In Health}[13]는 클라우드를 활용하여 아이티의 HIV 환자, 르완다의 종양 환자 등 세계 여러 지역의 환자 의료정보가 안전한 클라우드에 보관되도록 했다. 이에 따라 전 세계 어디에서든 접근이 가능해져 의사소통 시간이 획기적으로 줄어들었다고 한다. 그 결과 무려 25만 달러의 비용을 절감할 수 있었고, 이렇게 절약한 시간과 돈을 더 많은 사람들을 돕는 데 사용하고 있다.

최근에는 정부 사이트인 헬스케어_{Healthcare.gov}도 클라우드를 이용해 성공적으로 운영되고 있다.[14] 해당 사이트는 '오바마케어'에 따른 전 국민 의무 건강보험을 위한 서비스 포털로 보험 관련 법안에 따른 권리, 의무 사항, 보험 상품 비교 및 보험 가입 등의 서비스를 안정적으로 제공하고 있다.

13 Partners In Health, http://www.pih.org/.

14 〈Healthcare.gov 사례 연구〉, Amazon Web Services, https://aws.amazon.com/ko/solutions/case-studies/healthcare-gov/.

일본

우리와 의료 환경이 유사한 일본은 앞에서 설명한 바와 같이 일찌감치 법 개정에 나서면서 클라우드를 헬스케어 산업에 접목했다.[15] 후지쯔Fujitsu 는 지난 2013년 의료기관을 대상으로 클라우드 기반 재택의료서비스를 시작했다. 이 서비스는 클라우드를 이용하여 진료소와 방문 의료진 사이의 정보 공유를 통해 업무 효율화를 지원한다. 예를 들어, 가정방문을 위해 환자 집으로 이동하는 의사에게 GPS로 위치를 파악하여 최적의 왕진 경로를 제공하는 기능, 응급상황 발생 시 가장 가까운 곳에 위치한 의사를 파견하는 기능 등이 있다.

NEC는 종합병원을 대상으로 지역 진료소 EMR과 영상을 공유할 수 있는 클라우드서비스를 실시하고 있다.[16] 해당 서비스를 이용하면 중복 검사나 중복 투약 등을 방지할 수 있으며, 과거 진료 정보 등을 바탕으로 최적의 치료를 받을 수 있다는 장점이 있다. 일본 정부는 이런 클라우드서비스가 초기 진단은 진료소로, 정밀 검사 및 수술은 종합병원 등과 같은 대형 의료기관으로 유도하는

---

15 "클라우드, 의료-헬스케어 산업 패러다임 바꾼다", 〈IT Daily〉, 2015년 3월 2일 자, http://www.itdaily.kr/news/articleView.html?idxno=60468.

16 "일본, 의료 클라우드 서비스시장 성장세", 〈KOTRA 해외시장뉴스〉, 2013년 7월 23일 자, http://news.kotra.or.kr/user/globalBbs/kotranews/4/globalBbsDataView.do?setIdx=243&dataIdx=123050.

등의 의료전달체계 정립에 도움이 될 것으로 기대하고 있다. 의료기관에서도 자체적으로 비슷한 시스템을 구축하는 것보다 저렴하기 때문에 클라우드를 선택하고 있다.

중국

중국은 의료기관의 EMR 도입율이 현저히 낮고, 환자들이 종이로 된 자신의 의무기록을 직접 보관하면서 병원을 방문할 때마다 가지고 간다는 특징이 있다. 이런 환경을 극복하기 위해서 기업체들이 클라우드서비스를 적극적으로 도입하고 있다. 특히 지역건강정보시스템 구축과 연계해 다양한 시도가 있으며, 개인의 건강관리 프로그램 등에 클라우드가 적극적으로 도입되고 있다고 한다.[17] 그 외에도 모바일 서비스를 이용하는 사례가 많이 등장하고 있다. 중국의 모바일헬스케어는 의료인 전용, 건강(질병) 상담, 특정 질환 혹은 진료과목 영역, 건강관리로 구분하고 있으며, 시장 규모가 급속도로 커지고 있다.[18]

---

17 "중국, 헬스케어 산업 혁신의 중심은 클라우드…지역건강정보시스템(RHIS) 구축과 연계 발전 기대", 〈Conex〉, 2014년 9월 17일 자, http://www.conex.or.kr/jsp/main/newKnwld. jsp?mode=VIEW&catNo=&knwldNo=134992.

18 "중국 모바일헬스케어 탄생과 성장, 중국 모바일헬스케어는 이제 시작이다", 〈나우중의컨설팅〉, http://nowmedi.net/?p=2814.

아프리카

아직 경제 상황이 열악한 아프리카 지역은 저비용 고효율의 디지털 의료체계 구축을 위해서 클라우드 활용을 적극적으로 검토하고 있다. 보건의료 관련 국제 비정부기구 중 하나인 패스PATH의 리더인 스티브 데이비드Steve David의 글에 따르면,[19] 패스가 수많은 아프리카 국가들의 건강상태를 향상시키기 위해 클라우드를 활용한 디지털헬스 기술을 적용하고 있다고 한다. 잠비아에서는 최근 10년 사이 말라리아 감염률을 50%에서 0.5% 이하로 떨어뜨렸는데, 이는 치료약이나 모기 박멸이 아니라 휴대전화를 통한 말라리아 발생 지역과 규모 등의 데이터를 활용한 덕분이다.

유럽연합

유럽 각국에서도 다양한 성공 사례들이 보고되고 있다.[20] 네덜란드의 대형 정신병원인 아킨Arkin에서는 진료 현장과 행정 기능의 개선을 위해 관련 시스템 대부분을 클라우드 기반 솔루션으로 변

Steve David, 〈Achieving global health equity〉, 9th June, 2016, https://medium.com/@SteveDavisPATH/achieving-global-health-equity-what-will-it-really-take-e1c773b5b682#.hyqs6pmee.

"Accelerate cloud adoption in Europe's health sector", 〈Microsoft〉, https://mscorpmedia.azureedge.net/mscorpmedia/2016/04/Accelerate_Cloud-EU-Paper_with-logo.pdf.

경했다.

벨기에의 가정간호 기관인 빗헬러크라위스Wit-Gele Kruis는 클라우드를 이용하여 환자 데이터를 관련 인력 모두가 공유할 수 있게 했다. 2,500명에 달하는 방문간호사가 태블릿으로 빠르게 환자 관련 파일에 접근하는 즉시 의료진에게 최신 정보를 제공한다. 이를 통해 환자의 예약된 치료뿐만 아니라, 집에서 갑작스런 사고가 발생하는 경우에도 병원까지 가기 전에 의사의 일차적인 진단이 가능하게 되었다.

클라우드는 데이터 분석에도 많이 활용되고 있다. 스웨덴의 옵토렉시아Optolexia는 아동의 눈 움직임을 클라우드로 분석하여 난독증을 가진 어린이를 식별하는 방법을 개발하였다. 성요한병원São João Hospital은 입원 환자들의 생체신호 모니터링 및 경보 솔루션을 개발 및 구현했다. 덕분에 병원 의료진은 위험에 직면한 환자 발생 시에 실시간으로 경보를 받게 되었다.

오슬로대학병원Oslo University Hospital은 의료영상 데이터 분석을 위한 클라우드서비스를 도입하여, 몇 개월이 걸리던 작업을 단 몇 시간으로 단축시켰다. 더불어 병원 임원이나 연구원들에게 더 많은 정보를 제공할 수 있게 되었고, 외부 연구원과도 보다 효율적으로 협업할 수 있게 되었다.

국가별 사례에서 이미 많은 기업체들의 사례를 언급했다. 여기에서는 앞서 소개하지 않은 대표적인 글로벌 IT 회사들의 헬스케어클라우드 사례를 참고할 수 있도록 정리하겠다. 다음 사례들을 보면 이미 해당 업체들이 다양한 헬스케어클라우드를 구축하여 판매하고 있는 것을 알 수 있다.

MS(마이크로소프트)

앞에서 소개한 것들 중 여러 사례가 MS의 클라우드를 활용했다. 앞서 소개되지 않은 사례로 뉴질랜드의 프런킷서비스를 들 수 있다. 뉴질랜드의 프런킷서비스는 MS와 협력하여 (매년 제공되는) 6만 명 이상의 의료기록 관리를 클라우드 기반 시스템으로 변경하여 비용과 시간을 줄였다. 또한 클라우드 시스템을 이용해 기관이 실시간으로 의료기록에 접근할 수 있게 되었으며 감염병 출현 등의 위험에 즉각 대응할 수 있게 되었다.[21]

---

21 "A Cloud for Global Good", 〈Microsoft〉, http://news.microsoft.com/cloudfor-good/.

IBM

IBM의 경우 왓슨Watson이 가장 대표적인 클라우드 기반 헬스케어 솔루션이다. 왓슨은 이미 널리 알려져 있기 때문에,[22] 본 책에서는 IBM 클라우드를 이용한 다른 사례를 소개하겠다.[23] C&C-FACrohn's & Colitis Foundation of America에서는 개인정보를 보호하면서 환자의 의료정보와 검체를 관리하는 하이브리드클라우드를 구축하여 연구 자료 교환과 지식 플랫폼을 통해 연구 개선 및 치료 효과 증진을 위해 활용하고 있다.

독일의 프라이부르크대학병원University Medical Center Freiburg에서는 병원의 비즈니스 및 환자관리 애플리케이션을 임상 및 환자 데이터 저장 시스템과 연결함으로써 치료의 전체 과정을 확인하여 의료기관 효율성 향상을 지원하고 있다.

퀘스트다이어그노스틱스Quest Diagnostics에서는 임상시험으로 수집된 대량의 빅데이터를 표준화하여 임상시험 결과를 클라우드를 통해 분석하고 있다.

---

22 "IBM, Watson과 클라우드로 헬스케어 데이터를 통합하다", 〈최윤섭의 Healthcare Innovation〉, http://www.yoonsupchoi.com/2015/04/30/watson_health/ 2015.04.30.

23 "Healthcare Case Studies", 〈IBM〉, https://www-935.ibm.com/industries/healthcare/case-studies.html.

KPJ헬스케어버하드KPJ Healthcare Berhad는 말레이시아에 위치한 네 곳의 병원을 위한 사설 클라우드 솔루션을 개발하여 각 병원의 의무기록과 관련된 정보를 통합하였다. 사설 클라우드 구축을 통해 환자와 그 가족에게 더 나은 서비스를 제공하고 저비용으로 효율성과 신뢰성 및 유연성을 높일 수 있었다.

아일랜드의 INFANTIrish Centre for Fetal and Neonatal Translational Research에서는 신생아 집중 치료 성과를 향상시키고 있다. 신생아 집중 치료실에서 신생아의 건강 데이터를 모니터링하고 분석한다. 이때 건강 이상으로 인식될 수 있는 문제가 발생할 경우 모바일기기 등으로 바로 알 수 있게 됨으로써 더욱 빠른 인지와 대응을 할 수 있어 결과가 좋다고 한다.

국제의료봉사단International Medical Corps에서도 클라우드 솔루션을 이용하여 재난 희생자에 대한 중복된 개별 보고 시스템을 하나로 통합함에 따라 의사와 코디네이터들이 필요한 때 바로바로 정보에 접근할 수 있게 되었다.

GE

GE에서도 GE헬스케어클라우드GE Healthcare Cloud를 출시하였다.[24] 특히 이 클라우드는 GE의 CT 및 MRI 기기가 연계되어 있는 세계 최초의 헬스케어 전용 클라우드다. 2020년까지 모든 의료 관련 소프트웨어를 클라우드화할 계획이다.[25]

24 "GE Health Cloud Innovation Challenge", 〈GE Healthcare〉, http://www3.ge-healthcare.com/en/products/categories/ge_health_cloud.

25 "헬스케어 분야 첫 전용 클라우드 개발", 〈동아일보〉, 2015년 12월 31일 자, http://news.donga.com/3/all/20151221/75487029/1.

그 외 사례들

마지막으로 데이터를 다루는 관점에서 여러 가지 사례를 소개하겠다.

임상시험 데이터

제약회사 대부분이 신약 개발을 위한 임상시험 시 클라우드를 활용하고 있다. 특히 이 시장을 장악하고 있는 메디데이터Medidata의 경우에는 임상시험에 특화된 메디데이터클리니컬클라우드Medidata Clinical Cloud[26]를 통해 이미 9,000여 건의 연구 수행과 200만 명 이상의 시험 대상자로부터 얻은 80억 건의 임상기록을 관리하고 있다. 그뿐만 아니라 매일 50만 건 이상의 데이터가 추가되고 있다고 한다.

특히 최근에는 모바일헬스 임상시험을 위해 메디데이터페이션트클라우드Medidata Patient Cloud 서비스를 개발하여 제공하고 있다.[27] 센서와 모바일헬스 앱을 통해 풍부하고 복잡한 데이터를 환자로부터 직접적으로 획득하고 있으며, 기존의 메디데이터클리니컬클라우드와의 결합 기능을 제공하고 있다.

---

26 "Clinical Cloud", 〈Medidata〉, https://www.mdsol.com/kr/what-we-do.

27 "Medidata Patient Cloud: Powering Your Digital Strategy", Medidata, https://www.mdsol.com/en/what-we-do/mhealth-clinical-trials.

유전체 데이터

유전체 데이터의 경우 NGS^{Next Generation Sequencing, 차세대염기서열분석기법}가 비약적으로 발전하면서, 생산되는 데이터의 크기와 막대한 계산량으로 인해 클라우드 활용이 활발하게 진행되고 있다.[28] NGS 비용은 5개월마다 절반으로 줄어드는 반면, 저장장치의 가격은 14개월에 절반 가격이 되는 추세다. 또한, NGS 데이터의 양과 복잡도가 증가함에 따라 필요한 계산량이 급격히 늘어나고 있고, 이로 인해 일반적인 컴퓨터가 아닌 대규모 연산을 지원하는 병렬 컴퓨터나 고성능컴퓨터의 필요성이 더해지고 있다. 즉, NGS 데이터를 위한 인프라 투자 비용뿐만 아니라 관리를 위한 비용이 감당하기 힘든 상황으로 변화되고 있는 것이다.

이에 대한 해결책으로 클라우드컴퓨팅이 급격히 부각되고 있으며, 실제로 NGS 연구가 활발한 미국의 연구소나 기업체들은 전부 클라우드를 도입해서 활용하고 있다. 대표적인 상용 서비스로는 일루미나^{illumina}와 아마존이 만든 베이스스페이스^{BaseSpace}[29],

28 〈차세대 염기서열 분석 플랫폼으로서의 클라우드 컴퓨팅〉, 질병관리본부, 2015년 5월 28일 자, http://www.cdc.go.kr/CDC/info/CdcKrInfo0301.jsp?menuIds=HOME001-MNU1132-MNU1138-MNU0037-MNU1380&cid=63156.

29 "Let's work together: Integrate, analyze, and discover with BaseSpace Sequence Hub", 〈illumina〉, http://www.illumina.com/informatics/research/sequencing-data-analysis-management/basespace.html.

퍼킨엘머[PerkinElmer]가 만든 진쉬프터[GeneSifter][30], 바이나테크놀로지[Bina Technology][31], 구글이 제공하는 구글지노믹스[Google Genomics][32], DNA넥서스[DNANexus][33] 등이 있다.

2016년 8월 미국 NIH에서 발표한 기사에 의하면 클라우드에 저장된 유전체 데이터만을 이용해서 별도의 신규 서열분석 과정 없이 공유된 데이터만을 분석하여 새로운 우울증 연관 유전변이를 발견하기도 했다.[34] 23andMe를 통해 수집되고 클라우드에 저장된 우울증 환자 75,607명과 건강한 대조군 231,747명의 데이터를 연구하여 그 결과를 〈네이처지네틱스[Nature Genetics]〉에 발표하였다.[35]

30 "GeneSifter Analysis Edition", 〈PerkinElmer〉, http://www.geospiza.com/Products/AnalysisEdition.shtml.

31 Bina Technologies, http://www.bina.com/.

32 "Google Cloud Platform", 〈Google Genomics〉, https://cloud.google.com/genomics/.

33 "DNAnexus Delivers precisionFDA", 〈DNAnexus〉, https://www.dnanexus.com/.

34 "클라우드 출처 데이터 사용으로 우울증 유전자 보물을 발견", 〈BioIn〉, 2016년 8월 1일 자, http://www.bioin.or.kr/board.do?num=263381&cmd=view&bid=tech.

35 Hyde CL, Nagle MW, Tian C, Chen X, Paciga SA, Wendland JR, Tung JY, Hinds DA, Perlis RH, Winslow AR (2016), Identification of 15 genetic loci associated with risk of major depression in individuals of European descent, *Nat Genet*, 48(9):1031-6.

의료영상

의료영상은 PACS_{Picture Archiving and Communication Systems}의 보급으로 인해 디지털화되었다. 데이터 크기 측면에서 보면 현재 병원이 보유하고 있는 의료정보의 절대다수를 차지하고 있다. 이에 따라 클라우드를 활용하기 위해 이미 다양한 클라우드 PACS가 개발되어 판매되고 있다. 클라우드 PACS 외에도 미국 NIH 산하 NCI_{National Cancer Institute, 국립암연구소}는 의료영상 데이터 공유 플랫폼인 TCIA_{The Cancer Imaging Archive}를 개발하여 암 진단 및 치료, 임상연구에 지원하고 있다. 더불어 전반적으로 암 연구를 위한 유전자형 데이터 및 방사선 촬영 데이터를 DICOM_{Digital Imaging and COmmunication in Medicine} 표준 형식으로 제공하고 있다.[36]

---

36 The Cancer Imaging Archive, http://www.cancerimagingarchive.net/.

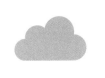

제4장

헬스케어클라우드 활용 시
주의 사항

- 우리나라의 관련 법령

- 미국: 〈HIPAA〉 가이드라인

- 유럽연합

- 정보보호를 위한 기업의 노력

- 기존 클라우드 시스템의 보안성: 〈HIPAA〉 준수 여부를

  중심으로

제4장

헬스케어클라우드 활용 시
주의 사항

우리나라의 관련 법령

제3장에서 살펴본 것처럼 헬스케어에서 클라우드를 활용해 헬스케어 데이터를 저장하는 사례가 증가하면서 헬스케어클라우드 솔루션의 보안 사고가 계속 발생하고 있고,[1] 이에 대한 우려도 점차 증가하고 있다. 클라우드 사용 여부와 상관없이 미국의 경우 2016년 한 해에만 헬스케어 데이터 유출 사고가 지난 3년간에 비해 300%나 증가하는 경향을 보였다.[2] 무려 377건의 데이터 유

---

1 "Update on Medical Informatics Engineering breach"(update3), 〈Office of Inadequate Security〉, 24th July, 2015, https://www.databreaches.net/update-on-medical-informatics-engineering-breach/.

2 "Healthcare Breaches Spikes 63% in 2016", 〈Infosecurity Magazine〉, 22th December, 2016, http://www.infosecurity-magazine.com/news/healthcare-breaches-spike-63-in/.

출 사고가 있을 정도였다.[3] 헬스케어 데이터는 일반적인 개인정보에 비해 비싼 가격으로 거래되고 있기 때문에 해커들의 중요한 표적이 되고 있는 상황이다.[4] 따라서 갈수록 헬스케어 데이터의 정보유출에 대한 일반인들의 걱정이 증가하고 있다. 특히 2016년 후반 500명을 대상으로 한 조사 결과에 의하면, 85%의 응답자가 2015년보다 2016년에 헬스케어 데이터 유출에 대한 우려가 더 커졌다고 답했다.[5]

결국 헬스케어클라우드 도입과 관련된 가장 큰 문제는 정보보호 및 보안 문제다. 이와 관련해 각국에서 다양한 법률이 제정되고 있다. 이번 장에서는 우리나라의 관련 법과 제도를 상세히 설명하고, 미국과 유럽의 제도를 간략히 소개하겠다. 후반부에서는 정보보호를 위한 기업체들의 노력도 설명하겠다.

헬스케어클라우드 활성화와 관련해서 여러 가지 법령들이 있

---

3 "Data Points: Healthcare data breaches", ⟨Modern Healthcare⟩, 21st January, 2016, http://www.modernhealthcare.com/article/20170121/MAGAZINE/301219987/data-points-healthcare-data-breaches.

4 "요즘 암시장에서 가장 핫한 아이템, 의료정보", ⟨보안뉴스⟩, 2014년 10월 15일 자, http://www.boannews.com/media/view.asp?idx=43500.

5 "Survey: Consumers more concerned about data privacy and security now than they were last year", ⟨Health IT News⟩, 26th January, 2017 http://www.health-careitnews.com/news/survey-consumers-more-concerned-about-data-privacy-and-security-now-they-were-last-year.

다. 우선 앞서 언급한 바 있는 〈클라우드컴퓨팅 발전 및 이용자 보호에 관한 법률〉을 들 수 있다. 그리고, 의료 분야에 특화된 〈의료법〉, 개인정보보호를 위한 〈개인정보보호법〉 등이 대표적이다. 클라우드 활성화를 위한 클라우드컴퓨팅법을 제외하고 헬스케어클라우드 활성화에 제약이 된다고 알려져 있는 법과 제도들을 상세히 살펴보자.

〈의료법〉 개정

클라우드EMR을 포함한 헬스케어클라우드 도입에 가장 큰 걸림돌이라고 알려져 있는 법이 바로 〈의료법〉이다. 그러나 2016년 2월 개정되어 의료정보의 의료기관 외부 보관이 법적으로 허용되었고, 따라서 클라우드EMR을 포함한 클라우드 활용이 가능해졌다. 다만 2017년 현재 이미 1년이나 지났음에도 불구하고 이 사실에 대해서 정확히 파악하고 있는 사람이 많지 않다. 지금부터 정확한 사실들을 정리해 보고자 한다.

〈의료법〉 개정 전에는 보건복지부에서 〈의료법시행규칙〉 제16조 3항 "네트워크에 연결되지 아니한 백업저장시스템"을 아주 엄격하게 해석하여 병원 내부에서만 의료정보를 보관하도록 유권해석을 했었다. 이로 인해 의무기록의 의료기관 외부 보관이 금지되었다. 이 때문에 클라우드 활용이 불가능했던 것이다. 그러나 2016년 2월 5일, 〈의료법시행규칙〉이 개정되었고,[6] 더불어 관련된 〈의료법〉 제23조도 개정되었다.[7] 이에 대한 후속 조치로 전자의무기록의 관리 및 보존에 필요한 시설과 장비에 관한 기준 고시가 제정되었고, 2016월 8월 6일부터 시행되었다.[8]

  해당 고시는 일반적인 데이터센터를 운영하는 경우에는 다들 준수하고 있는 보안 규정을 준용하고 있다. 다만 여기에 한 가지 제약조건이 있는데, 클라우드서비스를 활용하더라도 해당 서버가 반드시 한국에 있는 경우에만 가능하다는 것이다. 그런데 이 제약 조건은 다른 오해를 불러일으키고 있다. 바로 아마존과 같은 외국 클라우드는 사용이 불가능하다는 오해이다.[9]

6 〈의료법〉, 법제처국가법령정보센터, http://law.go.kr/lsInfoP.do?lsiSeq=98595#0000.

7 〈의료법시행규칙〉, 법제처국가법령정보센터, http://www.law.go.kr/%EB%B2%95%EB%A0%9B/%EC%9D%98%EB%A3%8C%EB%B2%95%20%EC%8B%9C%ED%96%89%EA%B7%9C%EC%B9%99.

8 〈전자의무기록의 관리·보존에 필요한 시설과 장비에 관한 기준〉, 보건복지부, 2016년 8월 5일 자, http://www.mohw.go.kr/front_new/jb/sjb0406vw.jsp?PAR_MENU_ID=03&MENU_ID=030406&CONT_SEQ=333744.

9 "날개 묶인 스마트 헬스케어, 글로벌 경쟁력 꿈도 못 꾼다", 〈서울경제〉, 2017년 1월 10일 자, http://www.sedaily.com/NewsView/1OARJBFV6R.

개정 전	개정 후
제16조(전자의무기록의 관리·보존에 필요한 장비) 법 제23조제2항에 따라 의료인이나 의료기관의 개설자가 전자의무기록(電子醫務記錄)을 안전하게 관리·보존하기 위하여 갖추어야 할 장비는 다음 각 호와 같다. 1. 전자의무기록의 생성과 전자서명을 검증할 수 있는 장비 2. 전자서명이 있은 후 전자의무기록의 변경 여부를 확인할 수 있는 장비 3. 네트워크에 연결되지 아니한 백업저장시스템	제16조(전자의무기록의 관리·보존에 필요한 시설과 장비) ① 의료인이나 의료기관의 개설자는 법 제23조제2항에 따라 전자의무기록(電子醫務記錄)을 안전하게 관리·보존하기 위하여 다음 각 호의 시설과 장비를 갖추어야 한다. 1. 전자의무기록의 생성·저장과 전자서명을 검증할 수 있는 장비 2. 전자서명이 있은 후 전자의무기록의 변경 여부 확인 등 전자의무기록의 이력관리를 위하여 필요한 장비 3. 전자의무기록의 백업저장장비 4. 네트워크 보안에 관한 시설과 장비(제1호부터 제3호까지에 따른 장비가 유무선 인터넷과 연결된 경우에 한정한다) 5. 전자의무기록 시스템(전자의무기록의 관리·보존과 관련되는 서버, 소프트웨어 및 데이터베이스 등이 전자적으로 조직화된 체계를 말한다. 이하 이 조에서 같다) 보안에 관한 시설과 장비 6. 전자의무기록 보존장소에 대한 다음 각 목의 어느 하나에 해당하는 물리적 접근 방지 시설과 장비 　가. 출입통제구역 등 통제 시설 　나. 잠금장치 7. 의료기관(법 제49조에 따라 부대사업을 하는 장소를 포함한다) 외의 장소에 제1호에 따른 전자의무기록의 저장장비 또는 제3호에 따른 백업저장장비를 설치하는 경우에는 다음 각 목의 시설과 장비 　가. 전자의무기록 시스템의 동작 여부와 상태를 실시간으로 점검할 수 있는 시설과 장비 　나. 전자의무기록 시스템에 장애가 발생한 경우 제1호 및 제2호에 따른 장비를 대체할 수 있는 예비 장비 　다. 폐쇄회로 텔레비전 등의 감시 장비 　라. 재해예방시설 ② 제1항 각 호에 따라 갖추어야 하는 시설과 장비에 관한 구체적인 사항은 보건복지부장관이 정하여 고시한다.

표 4. 〈의료법시행규칙〉 제16조 개정 전/후 비교

하지만 이미 아마존[10]을 시작으로 MS[11], IBM[12] 등이 국내에 데이터센터를 구축하였기 때문에 해당 서비스를 사용하더라도 국내에 위치한 서버를 선택하면 사용이 가능하다. 그리고 해당 규정은 국제 협정에 배되는 사항이라 한시적인 조치라고 보는 것이 적절하다.

〈개인정보보호법〉

개인정보보호와 관련해서는 여러 가지 대책이 발표되었다. 헬스케어 분야의 개인정보보호와 관련되어 일반법인 〈개인정보보호법〉[13], 의학 연구와 관련된 특별법인 〈생명윤리및안전에관한법률(약칭 생명윤리법)〉[14], 그리고 의료행위 시 발생하는 개인정보보호와 관련된 〈의료법〉[15] 등 크게 세 가지다. 클라우드 이용과 관련해서는 〈클라우드활성화법〉 제정에 따라 2015년 9월 9일 관계

---

10 "어디(Where)? AWS 국내 데이터센터 '서울 리전' 가동", 〈IT동아〉, 2016년 1월 11일 자, http://it.donga.com/23495/.

11 "MS, 서울과 부산에 클라우드 데이터센터 건립", 〈IT동아〉, 2016년 5월 11일 자, http://it.donga.com/24237/.

12 "글로벌 클라우드, 한국 몰려온다", 〈조선일보〉, 2016년 8월 25일 자, http://news.chosun.com/site/data/html_dir/2016/08/26/2016082601080.html.

13 〈개인정보보호법〉, 법제처국가법령정보센터, http://www.law.go.kr/법령/개인정보보호법.

14 〈생명윤리 및 안전에 관한 법률〉, 법제처국가법령정보센터, http://www.law.go.kr/법령/생명윤리및안전에관한법률.

15 〈의료법〉, 법제처국가법령정보센터, http://www.law.go.kr/법령/의료법.

부처 합동으로 〈클라우드서비스 활성화를 위한 정보보호 대책〉을 발표하였다.[16] 해당 대책에서는 클라우드 정보보호 수준 향상 및 사고 대응 체계를 구축하고, 클라우드 이용자 정보보호 기반을 구축하며, 클라우드 정보보호 전문기업을 육성한다는 세 가지 방안을 제시하고 있다. 〈개인정보보호법〉이 가장 기본적인 법안인데, 개인적으로 이 법안에 좀 문제가 있다고 생각한다.[17] (물론 저자가 법을 전공하지는 않았다는 점을 염두에 두기 바란다.)

〈개인정보보호법〉 제2조 1항에 의하면 "'개인정보'란 살아 있는 개인에 관한 정보로서 성명, 주민등록번호 및 영상 등을 통하여 개인을 알아볼 수 있는 정보(해당 정보만으로는 특정 개인을 알아볼 수 없더라도 다른 정보와 쉽게 결합하여 알아볼 수 있는 것을 포함한다.)를 말한다."라고 정의되어 있다. 즉 국내법상 개인정보는 개인을 식별할 수 있는 정보를 의미하고, 살아 있는 사람의 정보만 해당한다. 개인을 식별할 가능성이 없는 정보는 개인정보로 구분되지 않는

---

16 〈클라우드 서비스 활성화를 위한 정보보호대책〉, 관계부처합동, 2015년 9월 9일, http://www.msip.go.kr/cms/www/open/go30/info/info_1/info_11/__icsFiles/afield-file/2016/07/13/%ED%81%B4%EB%9D%BC%EC%9A%B0%EB%93%9C_%EC%84%9C%EB%B9%84%EC%8A%A4_%ED%99%9C%EC%84%B1%ED%99%94%EB%A5%BC_%EC%9C%84%ED%95%9C_%EC%A0%95%EB%B3%B4%EB%B3%B4ED%98%B8%EB%8C%80%EC%B1%85.pdf.

17 신수용, "개인정보보호를 위한 헬스케어 데이터 비식별화", 〈한국정보과학회지〉, 2017년, 35(2): 17~21.

다. 그런데 문제는 괄호로 정의된 "해당 정보만으로는 특정 개인을 알아볼 수 없더라도 다른 정보와 쉽게 결합하여 알아볼 수 있는 것을 포함한다."라는 내용이다. '개인정보'가 너무 광범위하게 정의되어 있다.

예를 들어, 의료진이라면 자기가 진료한 환자들의 이름이 없더라도 수술명, 검사 결과 등을 보고 특정 환자를 구분해 낼 수 있으나, 의료진이 아닌 일반인이라면 그 사람이 누구인지 알아낼 수 없다. 그렇다면 저 정보들은 개인정보로 분류해야 하는지 개인정보가 아닌 것으로 분류해야 하는지 그 경계가 모호해진다. 국내에서 발생하는 많은 혼란과 오해는 저 항목 때문이 아닌가 생각한다.

〈개인정보보호법〉에 의하면 개인정보는 다시 더 상세히 구분된다. 개인정보 중에서도 건강정보(유전정보 포함) 등은 '민감정보'로 구분되고, 또한 각 개인을 고유하게 식별할 수 있는 번호가 부여된 주민등록번호 등은 '고유식별정보'로 더 세분화되는데, 갈수록 정보보호 강도는 세지고, 고유식별정보의 경우 법적으로 허용되지 않은 한 사용이 금지된다.

여기서 생기는 또 하나의 문제가 건강정보는 민감정보로 분류되어 철저히 보호받아야 한다는 것이다. 그런데 건강정보가 어떤 것들인지에 대한 명확한 정의가 법에 명시되어 있지 않다. 정부에서 만든 개인정보보호종합포털(https://www.privacy.go.kr/)과 KISA온라인개인정보보호포털(https://www.i-privacy.kr/) 등을 봐도 구체적인 정의와 설명이 없이 모호하게 표현되어 있다. 해당 예시를 보면 의료정보는 "가족병력기록, 과거의 의료기록, 정신질환기록, 신체장애, 혈액형, IQ, 약물테스트 등 각종 신체테스트 정보"라고 소개되어 있다.

그렇다면 체중과 키를 생각해 보자. 체중과 키는 병원에서 측정하면 〈의료법〉에 의해서 보호받아야 하는 의무기록이다. 그럼 집에서 개인적으로 측정한 키와 체중은 의무기록인가? 〈의료법〉에 따르면 답은 '아니다.' 〈의료법〉에 의한 의무기록을 의료진에 의해서 만들어진 자료만으로 한정하고 있기 때문이다. 유사한 경우가 요즘 다양하게 출시되고 있는 헬스 웨어러블기기를 통해 개인이 수집한 건강 관련 정보들이다. 여기서 나아가 체중과 키가 특정 개인을 식별할 수 있는 개인정보인지 생각해 보면 더욱 혼란스러워진다.

키가 아주 큰 일부 특별한 사람들을 제외하고 체중과 키만 보고 그 사람을 구분할 수 있는가? 지금까지는 큰 문제가 없었지만 저런 건강 데이터들을 클라우드에 보관하고, 그 이후 비식별화하여 활용하려고 하는 순간 애매한 상황이 발생하게 된다. 대상이 되는 정보가 개인을 식별할 가능성이 있는 정보인지부터 시작해서 민감정보의 여부까지 명확한 것이 하나도 없기 때문이다. 결국 기업체는 가장 보수적인 입장을 취하게 되어 추가적인 비용을 지출하게 된다. 정부가 이러한 모호한 상황을 해결하기 위한 명확한 해석을 내려 주는 것이 필수적이라 판단된다.

 마지막으로 〈개인정보보호법〉과 관련해서 설명하고자 하는 것은 개인정보를 취급하기 위한 방법이다. 개인정보를 취급하기 위해서는 반드시 두 가지 방법 중 하나를 선택해야 한다. 한 방법은 개인으로부터 활용 목적과 기간, 폐기 방법 등을 명확히 한 활용동의서(written consent)를 받는 것이고, 또 다른 방법은 비식별화하는 것이다. 〈개인정보보호법〉과 〈생명윤리법〉에 의하면 통계 작성 및 학술 연구를 위해 개인을 알아볼 수 없는 형태(익명화)로 제공하는 경우에는 개인의 동의를 받지 않아도 된다고 허용하고 있다. 빅데이터를 활용하기 위해서는 개인에게 개별 동의서를 받는 것이 거의 불가능하기 때문에 비식별화 처리를 선택할 수밖에 없다. 정부에서 발표한 비식별화 가이드라인에 대해서 간단하게 알아보자.

다부처 비식별화 가이드라인

정부는 빅데이터 분석을 활성화하기 위해서 2016년 6월 30일, 다부처 합동으로 〈개인정보 비식별 조치 가이드라인〉을 발표하였다.[18] 국무조정실, 행정자치부, 방송통신위원회, 금융위원회, 미래창조과학부, 보건복지부 등 개인정보를 취급하는 전 부서가 모여서 비식별 조치 가이드라인을 발표한 것이다. 구체적인 비식별 조치 절차 및 사후 관리는 그림 12로 요약될 수 있다.[19]

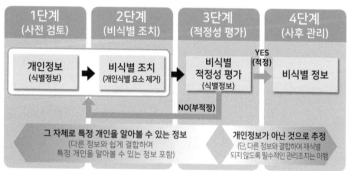

그림 12. 개인정보 비식별 조치 및 사후 관리 절차

---

18 〈개인정보 비식별 조치 가이드라인〉, 개인정보보호종합포털, https://www.privacy.go.kr/inf/gdl/selectBoardArticle.do?nttId=7187.

19 〈다부처 개인정보 비식별 조치 가이드라인〉, 2016년 6월 30일, https://sooyongshin.wordpress.com/2016/07/01/%EB%8B%A4%EB%B6%80%EC%B2%98-%EA%B0%9C%EC%9D%B8%EC%A0%95%EB%B3%B4-%EB%B9%84%EC%8B%9D%EB%B3%84-%EC%A1%B0%EC%B9%98-%EA%B0%80%EC%9D%B4%EB%93%9C%EB%9D%BC%EC%9D%B8-2016-6-30-%EB%B0%9C%ED%91%9C/.

사전 검토 과정에서는 기관이 자체적인 기준을 정해서 개인식별정보를 정의하고, 다음 단계에서 비식별 조치도 자체적으로 기준을 정해서 수행하면 된다. 즉, 〈개인정보보호법〉상에서 모호한 개인정보의 범위를 비식별 조치를 수행하는 기관이 정의하도록 하여 문제를 해결하였다. 따라서 앞에서 언급한 키, 몸무게, 웨어러블기기 데이터들을 민감정보라고 판단할지 여부는 기관의 책임이다. 대신에 비식별화된 데이터를 평가하기 위한 평가단의 구성에 제약을 두었다.

적정성 평가를 위해 3인 이상의 평가단을 구성하고, 해당 평가단의 과반수를 외부 인사로 구성하도록 하여 최소한의 안전장치를 두고 있다. 또한 외부 인사도 임의로 기관에서 선정하는 것이 아니라 한국인터넷진흥원KISA 등과 같은 전문기관에서 전문가를 선정하여 인력풀을 구성하였고, 해당 인력들 중에서만 선택하도록 하였다. 마지막으로 사후 관리를 위해서 기관이 지속적으로 모니터링하여 사고를 방지하도록 하고 있다.

몇 가지 주목할 사항은 적정성 평가 시 K-익명성K-anonymity을 필수적으로 활용하도록 하였고, 기타 다른 기준을 추가적으로 도입할 수 있도록 하였다는 것이다. 또한 전문기관이 다른 기관의 데이터를 연결시켜 타 산업 분야의 데이터도 연동할 수 있도록 지원하였다. 즉, 의료 데이터와 금융 및 통신 데이터를 연계하는 것이 가능해진 것이다. 의료 분야의 전문기관으로는 사회보장정보원이 선정되었다.

식품의약품안전처 〈클라우드 활용 의료기기에 대한 가이드라인(안)〉

마지막으로 개인정보보호와는 큰 관련이 없지만 최근 식품의약품안전처에서 발표한 〈클라우드 활용 의료기기에 대한 가이드라인(안)〉을 소개하고자 한다. 정식 명칭은 〈빅데이터와 인공지능AI이 적용된 의료기기에 대한 허가·심사 가이드라인(안)〉이다. 2016년 12월 29일에 발표하여 의견을 수렴하는 중이다.[20] 물론 아직 확정된 안은 아니기 때문에 추후 수정이 있을 수도 있으나 클라우드를 활용하는 의료기기(소프트웨어 포함) 개발 및 인증에 중요한 가이드라인이기 때문에, 이 책의 독자들이 관심이 있을 것 같아 소개한다.

클라우드와 관련된 부분만을 소개하자면 가이드라인은 명시적으로 클라우드 기반 의료기기(소프트웨어)를 허용하고 있다. 특히

---

20 〈빅데이터 및 인공지능 기술이 적용된 의료기기의 허가심사 가이드라인(안)〉에 대한 의견조회, 식품의약품안전처, 2016년 12월 28일 자, http://www.mfds.go.kr/index.do?mid=688&seq=34973.

클라우드가 사설인지 공공인지에 대한 구분을 두지 않고 있으며, 클라우드 서버는 의료기기 관리 대상이 아니라고 명시하고 있다. 다만 서비스 형태와 서버의 운영 환경이 의료기기의 동작에 영향을 줄 수 있기 때문에 허가심사 신청서에 기재하고, 클라우드서비스 형태 변경(IaaS, PaaS, SaaS 등), 운영 환경 변경 등은 변경 허가를 받도록 하고 있다.

즉, 의료기기 성능에 영향을 주지 않으면 상관없으나 성능에 영향을 주는 요소들만 허가를 받으라는 것이다. 의료기기 안정성을 위해서는 당연한 조처라고 할 수 있다. 참고로 미국은 이미 허용된 상황이었고, 2017년 1월 알터리스Arterys가 세계 최초로 클라우드 기반의 심장영상 분석 소프트웨어를 개발하여 미국 FDA의 승인을 받았다.[21]

---

21 "Arterys Receives FDA Clearance For The First Zero-Footprint Medical Imaging Analytics Cloud Software With Deep Learning For Cardiac MRI", ⟨PRNewswire⟩, 9th January, 2017, http://www.prnewswire.com/news-releases/arterys-receives-fda-clearance-for-the-first-zero-footprint-medical-imaging-analytics-cloud-software-with-deep-learning-for-cardiac-mri-300387880.html.

미국: 〈HIPAA〉 가이드라인

미국의 헬스케어 개인정보보호에 대해 이야기해 보자. 미국에는 개인 의료정보보호와 관련되어 〈HIPAA Health Insurance Portability and Accountability Act〉가 있다.[22] 의료정보 취급 및 사용 시에는 반드시 〈HIPAA〉의 규정을 준수해야만 한다. 〈The HIPPA Privacy Rule〉[23]과 〈The Security Rule〉[24]이 존재하다가 〈HITECH Health Information Technology for Economic and Clinical Health〉 법안[25]의 통과에 맞추어 두 개를 통합한 〈Omnibus Rule〉을 제정했고, 별도로 〈Breach Notification Rule〉[26]을 발표하였다. 해당 법률들의 상세한 내용을 소개하기엔 너무 광범위하기 때문에 이렇게 소개하는 정도로 넘어가겠다.

기업체들이 이러한 〈HIPAA〉 규정들을 준수하기 위한 계약 문서가 있는데, 이를 'HIPAA BAA Business Associate Agreement'라고 한다.[27]

---

22 HHS.gov, https://www.hhs.gov/hipaa/.

23 〈The HIPAA Privacy Rule〉, HHS.gov, https://www.hhs.gov/hipaa/for-professionals/privacy/.

24 〈The Security Rule〉, HHS.gov, https://www.hhs.gov/hipaa/for-professionals/security.

25 〈HITECH Act Summary〉, HITECH Answers, http://www.hitechanswers.net/about/about-the-hitech-act-of-2009/.

26 〈Breach Notification Rule〉, HHS.gov, https://www.hhs.gov/hipaa/for-professionals/breach-notification.

27 〈Business Associate Contracts〉, HHS.gov, https://www.hhs.gov/hipaa/for-professionals/covered-entities/sample-business-associate-agreement-provisions.

BAA를 체결하면 미국 정부의 감사를 받아야 했다. 이런 이유 때문에 초창기에는 클라우드서비스 제공자들이 BAA 체결에 적극적이지 않았다. 그러나 헬스케어클라우드의 시장성이 확인되면서, 2012년 MS를 시작으로, 2013년 아마존, 구글 등의 대형 사업자들이 계약을 체결하는 등 적극적으로 바뀌었다.[28] 이는 헬스케어클라우드에 기업체들이 적극적으로 투자를 하겠다는 의미로 해석할 수 있다.

이렇게 기업체들의 투자가 증가하면서 2016년 10월, 미국보건부U.S. Department of Health and Human Services에서 헬스케어클라우드와 관련된 개인정보보호를 보다 명확히 하기 위해서 〈Guidance on HIPAA & Cloud Computing〉을 새로 발표하였다.[29] 이 가이드라인을 간단히 정리하자면 다음과 같다.[30]

첫째, 공공클라우드에 〈HIPAA〉에 정의된 18개의 PHIProtected

---

28 "HIPAA BAA 계약, 의료 분야의 클라우드 이용 촉진 기대", 〈정보통신기술진흥센터 주간기술동향〉, 2015년 11월 11일, pp. 31~33, http://www.bioin.or.kr/board.do?num=256221&cmd=view&bid=industry.

29 〈Guidance on HIPAA & Cloud Computing〉, HHS.gov, https://www.hhs.gov/hipaa/for-professionals/special-topics/cloud-computing/index.html.

30 "Unpacking new HHS guidelines on healthcare data in the cloud", 〈CIO〉, 17th October, 2016, http://www.cio.com/article/3131337/ehr/unpacking-new-hhs-guidelines-on-healthcare-data-in-the-cloud.html.

Health Information, 개인건강식별정보[31]를 저장하는 경우가 점점 많아지고 있기 때문에, 해당 서비스를 제공하는 아마존, MS 등이 기존에는 체결하지 않아도 되었던 HIPAA BAA를 체결해야만 한다. 이전에는 해당 업체들이 의료 사업자가 아니기 때문에 BAA를 굳이 체결하지 않아도 큰 문제는 없었다. 그러나 자사 서비스가 'HIPAA-ready' 또는 'HIPAA-compliant'라고만 해도 되는 상황이었던 것을 강화할 수밖에 없다.

둘째, 기존보다 정보보호에 더욱 초점을 맞추고 있다. 특히 정보유출에 대한 모든 책임을 클라우드서비스 제공자에게 지우고 있다.

셋째, 미국 밖의 서버에 PHI를 저장하는 것이 허용된다. 이는 국내 〈의료법〉에서 허용하지 않는 것과 비교되는 조항이다.

넷째, 명시적으로 클라우드에 있는 PHI에 대해서 모바일 앱의 접근을 허용하였다. 모바일헬스의 장려를 위한 것으로 판단된다.

---

31 "Protected Health Information", 〈WIKIPEDIA〉, https://en.wikipedia.org/wiki/Protected_health_information.

마지막으로 비식별화된 정보들의 경우 HIPAA de-identifi-cation 가이드라인[32]에 의해 〈HIPAA〉 규정을 면제받을 수 있다는 것을 다시 명시하였다.

---

32 〈Guidance Regarding Methods for De-identification of Protected Health Informa-tion in Accordance with the Health Insurance Portability and Accountability Act(HI-PAA) Privacy Rule〉, HHS.gov, https://www.hhs.gov/hipaa/for-professionals/privacy/special-topics/de-identification/.

유럽연합은 이미 헬스케어클라우드가 허용되었지만, 여전히 나라마다 다른 법률 등의 여러 가지 난관이 가로막고 있다.[33] 각 국이 자체적으로 규정·규제·제한 사항 등을 명료화하고 있다. 예를 들어 'Cloud First' 전략 수립과 관련된 낡은 법규를 정비 하는 노력, 의료정보 보안을 위한 원칙 수립, 헬스케어클라우 드의 정보보호 및 보안을 위해서 다른 분야와 마찬가지로 ISO 27001[34]/27002[35]/27018[36]/27799[37] 등의 국제 표준을 채택하 여 관련 규정을 명확히 하는 사항 등이 있다. 더불어 유럽연합 차 원의 클라우드 도입을 위한 대규모 기금(European Regional Development Fund, European Social Fund 등) 마련 등도 들 수 있다.

33 "Accelerate Cloud Adoption in Europe's Healthcare Sector", 〈Microsoft〉, April, 2016, https://mscorpmedia.azureedge.net/mscorpmedia/2016/04/Accelerate_Cloud-EU_Paper_with-logo.pdf.

34 ISO, ISO/IEC 27001-Information security management, http://www.iso.org/iso/iso27001.

35 ISO, ISO/IEC 27002:2013, http://www.iso.org/iso/catalogue_detail?csnumber=54533.

36 ISO, ISO/IEC 27018:2014, http://www.iso.org/iso/catalogue_detail.htm?csnumber=61498.

37 ISO, ISO 27799:2016, http://www.iso.org/iso/home/store/catalogue_tc/catalogue_detail.htm?csnumber=62777.

각국 정부의 정책적 지원에 발맞춰 클라우드서비스 제공자들도 관련된 로드맵을 발표하고 있다. 아마존[38], IBM[39], MS 등 대표적인 클라우드서비스 제공 업체들이 각각 관련 백서 및 로드맵을 발표했다. 대부분 자사 기술로 전환하기 위한 내용을 주로 담고 있는 데 반해, MS의 경우 보다 포괄적인 로드맵 문서를 제공하고 있어 자세히 소개한다.

MS는 〈A Cloud for Global Good〉이라는 제목으로 공익적 목적의 클라우드서비스 제공을 위한 정책 로드맵을 제안하였다.[40] 해당 로드맵에서는 클라우드를 포함한 디지털 혁신을 통해 미국의 보건의료 정책, 유럽연합의 보건 정책, WHO의 장기적 세계 보건 정책 등이 새로이 수립되고 있다고 강조한다. 동시에 이로 인한 대표적인 문제점들인 사생활 침해, 사이버테러, 일자리 감소, 수익 불평등 등을 지적하고 있다.

로드맵은 이런 문제점들을 극복하기 위해서 신뢰성Trust, 책임

---

38 "AWS 백서", 〈Amazon Web Services〉, https://aws.amazon.com/ko/whitepapers/.

39 "IBM roadmap for cloud computing", 〈IBM〉, https://www-356.ibm.com/partner-world/wps/servlet/ContentHandler/stg_com_sys_cloud_service_providers.

40 "A Cloud for Global Good", 〈Microsoft〉, http://news.microsoft.com/cloudfor-good/.

Responsibility, 포함Inclusion이라는 세 가지 기본 원칙을 제시하였다.

'신뢰성'은 사생활 보호 권리를 위한 원칙으로, 정부가 공공 안전을 빌미로 개인정보를 요구하거나, 기업이 이익을 위해 개인정보를 이용할 경우에는 해당 상황을 투명하게 공개할 것을 요구한다.

'책임'은 기술의 악의적 이용이나 사기로부터 사람들을 보호하는 것을 기업체의 의무로 명시하고 있다.

'포함' 원칙은 부의 불평등으로 인한 갈등이 심화되는 시대에, 기술 혁신으로 얻는 성장과 기회의 공유를 통해 자산의 균형을 이뤄야 한다는 것을 의미한다.

이러한 세 가지 기본 원칙을 위해서 15개의 정책 카테고리에서 78개의 항목을 제시하고 있다. 이 중 대표적인 첫 번째 항목을 발췌하면 표 5와 같다.

1 (of 15). 개인정보보호(Personal Privacy)

정부는 개인정보 활용에 대해서 개인이 자율적으로 결정할 수 있는 권리를 보호하고, 기관에 대해서는 정보 수집과 활용 과정을 투명하게 설명할 의무를 부여하는 방향으로 기본 원칙을 마련하여야 한다.

- 투명성과 통제권 장려: 정부는 개인정보보호를 위해 명확하고 강제성 있는 프레임워크를 수립해야 한다. 이를 통해 기관들은 개인정보가 어떻게 수집, 활용되는지를 투명하고 확실하게 설명할 의무를 지고, 개인이 개인정보 활용에 동의할지 선택, 결정할 권리를 가져야 한다.

- 사용자 기대치에 맞춘 적절한 동의서: 사안의 중요성, 활용 목적 등을 고려하여 개인 동의 항목을 조절해야 한다.

- 적절한 정보보호 사례 수립: 기관이 개인정보를 안전하게 관리함을 입증하도록 한다.

- 데이터 분석: 데이터가 익명화된 경우 적절한 방법의 데이터 분석에 많은 제한을 가하지 않도록 한다.

표 5. MS의 공익적 목적의 클라우드서비스 제공을 위한 정책 로드맵 중 개인정보보호 항목

기존 클라우드 시스템의 보안성: 〈HIPAA〉 준수 여부를 중심으로

클라우드서비스 제공자들은 각국의 법률을 준수하기 위해 노력하고 있다. 가장 큰 시장인 미국의 사례를 조사해 보면 다음과 같다.[41] 헬스케어를 위한 클라우드 시스템은 헬스케어 분야의 다양한 규제나 프라이버시 문제 등으로 인해 보다 높은 수준의 보안을 요구받고 있다. 그럼에도 불구하고, IBM, 아마존, 구글, MS 등의 대표적인 기업들을 포함해 CDW, 클리어데이터ClearData, 버라이즌Verizon, VM웨어VMware 등 조사된 8개 기업체가 제공하는 클라우드는 모든 〈HIPAA〉를 준수하고 있다. 대표적인 헬스케어클라우드 솔루션인 IBM왓슨헬스IBM Watson Health의 경우 〈HIPAA〉를 준수하면서, 필요시 적절한 BAA에 서명할 수 있도록 해 주고 있으며, 〈HIPAA〉가 요구하는 것 이상의 정보 보안 및 보호 체계를 제공하고 있다.

많은 사람들이 클라우드서비스의 보안성이 높지 않을 것으로 생각하고 있으나, 앞의 조사 결과처럼 실제로 대부분의 의료기관보다 보안 수준이 높으며, 위험 방지에 훨씬 뛰어나다고 평가되고 있다. 또한, 클라우드를 통해 비즈니스 민첩성을 높이는 것이

---

41 "Buyers Guide to cloud computing", 〈Healthcare IT News〉, 12th December, 2016
http://www.healthcareitnews.com/news/buyers-guide-cloud-computing.

훨씬 이점이 크다는 데 동의하고 있다.[42] 심지어 향후 5년 안에 의료기관의 IT 부서를 대신하여 '클라우드서비스 부문'이 생길 것이며, CIO의 역할은 도입하는 서비스를 파악하고 조정하는 일이 될 것으로 예측하고 있다.

---

[42] "HIPAA BAA 계약, 의료 분야의 클라우드 이용 촉진 기대", 〈정보통신기술진흥센터 주간기술동향〉 1721호, 2015년 11월 11일, http://www.bioin.or.kr/board.do?num=256221&cmd=view&bid=industry.

제5장

—

헬스케어와 클라우드의
행복한 만남을 위해

- 클라우드에 대한 오해 극복

- 헬스케어클라우드의 밝은 미래를 위해서

제5장

헬스케어와 클라우드의
행복한 만남을 위해

클라우드에 대한 오해 극복

마지막으로 우리나라에 헬스케어클라우드 도입과 활성화를 위해서 어떤 점들이 해결되어야 하고 어떤 전략을 취해야 하는지 이야기하고자 한다.

국내에서는 아직 헬스케어 분야에 클라우드 활용이 잘 되지 않고 있으며, 이런 상황에 대해서 많은 언론들이 지적을 하고 있다.[1,2] 하지만, 해당 기사들은 클라우드EMR이 되지 않아 문제라

---

1 "규제에 성장막힌 의료IT, 국내시장 포기기업 속출", 〈디지털타임스〉, 2016년 4월 7일 자, http://www.dt.co.kr/contents.html?article_no=2016040702101076788001.

2 "기술이 번 돈, 제도가 까먹는다", 〈서울경제〉, 2016년 11월 16일 자, http://www.sedaily.com/NewsView/1L3ZS5K98J.

오래된 오해	규제 개선 상황
- 공유되지 않는 의료정보 "의료정보가 결합되지 않은 건강정보만으로는 제공할 수 있는 서비스가 한정적일 수밖에 없다. 현행법상에서 의료정보의 클라우드 저장은 불가능하며 의료정보는 의료기관 내 서버에 저장되어야 하고 외부 시스템에 연동될 수 없다. 반면 미국의 경우 의사들이 활용하는 클라우드 기반의 의료정보를 활용한 서비스 및 생태계가 빠르게 구축되고 있다." - 빅데이터 분석을 위한 의료정보의 익명화 기준 미비 "의료정보는 개인정보 중에서도 민감정보로 규정돼 이를 활용하기 위해선 정보 제공자의 별도 동의가 필수적이다. 단, <개인정보보호법>은 통계 작성, 학술연구 등의 목적을 위해 특정 개인을 알아볼 수 없는 형태로 제공할 경우 정보 활용을 허용하고 있기 때문에 연구 목적의 의료 빅데이터 활용도 가능하다. 하지만 현 <개인정보보호법>에서는 개인 식별자와 연구에 필요한 건강정보를 별도로 구분하지 않고 포괄적으로 정의하고 있어 익명화해야 하는 정보의 범위도 불명확하다는 문제점이 존재한다."	- 클라우드에 의료정보 저장이 가능하도록 <의료법> 개정 - 전자적 진료정보교류를 위해 <의료법> 개정 - 비식별화 가이드라인 발표

표 6. 클라우드 헬스케어와 관련된 오해 vs 규제 개선 상황

는 논조로 설명을 하고 있다는 한계가 있다. 예를 들어 클라우드 EMR이 되면 헬스 IT가 활성화될 수 있고, 최근 유행하고 있는 4차산업혁명을 준비할 수 있다는 주장이다. 개인적으로 많이 안타까운 부분이 이런 오해다. 이와 같은 오해가 발생한 이유는 무엇일까. 정보통신정책연구원에서 2015년 6월에 발표한 자료를 바탕으로 설명하겠다.[3] 발표된 지 좀 지난 보고서이긴 하나, 아직 많은 사람들이 오해하고 있는 내용을 잘 정리하고 있기 때문이다. 정보통신정책연구원의 보고서에 설명되어 있는 문제점들과 해당 문제점을 해결하기 위해 개선된 규제 변경 사항을 정리하면 표 6과 같다.

표 6에 설명된 큰 문제점들은 2016년에 해결되었다. 〈의료법〉 개정으로 클라우드EMR이 허용되었고, 진료정보교류가 법제화되었다. 또한 비식별화 가이드라인이 발표되어 익명화 기준이 마련되었다. 그런데, 많은 사람들이 (전문가로 분류되는 사람들도) 아직 변경된 제도에 대해서 명확히 파악하지 못하고 오래된 주장을 반복하고 있다. 기업체에서도 많은 사항들을 규제 탓으로 돌리고 있다. 심지어 개정되기 전의 〈의료법〉도 의료기관이 생성하는 의

---

3 김태원, "헬스케어, 무엇이 문제인가", 〈ICT 인문사회융합 동향〉, Vol. 11, No.2, pp. 46-53, 2015년.

무기록만 의료기관 내부에서 보관하도록 규정하고 있었고, 의료기관이 아닌 기업체가 수집한 건강정보(물론 이 정의가 애매하긴 하지만)들을 클라우드에 저장하는 것이 전혀 문제가 되지 않았다.

즉, PHR개인건강기록 시스템도 얼마든지 만들어서 쓰면 된다. 실제로 삼성의 S헬스 등이 대표적이라고 할 수 있다. 물론 사업을 하는 입장에서 봤을 때, 비식별화 가이드라인은 발표되었으나 그 상위법인 〈개인정보보호법〉은 개정되지 않은 등의 모호한 상황이 여전히 존재하고 있다. 하지만 변경된 규제 사항에 대해서는 정확히 파악할 필요가 있다. 이는 이 책에서 규제에 대해 상당 부분을 할애한 이유이기도 하다.

규제 개선 외에 표 6의 첫 번째 항목인 '공유되지 않은 의료정보' 부분에 대해서 좀 더 자세히 이야기해 보자. 정말 '클라우드에 의료정보가 저장'되면(다른 말로 클라우드EMR이 되면) '의료정보의 자유로운 활용이 가능'하고 '다 기관 데이터의 통합'이 될 것이며, '진료정보교류도 손쉽게 가능'해 질 것인가? 결론부터 말하자면 저자의 생각은 이와 좀 다르다. 사실과 다르게 오해되고 있는 사안들을 구체적으로 살펴보겠다.

오해 1: 클라우드EMR은 반드시 필요하다

헬스케어클라우드가 많은 혁신을 일으킬 수는 있으나, 헬스케어클라우드의 다양한 서비스 모델 중 하나인 클라우드EMR이 현재 우리가 직면한 문제의 해답은 아니다. 제3장에서 언급했지만 미국에서도 클라우드EMR은 시장점유율이 14% 정도밖에 되지 않아 시장에서 큰 힘을 쓰지 못하고 있는 상황이다. 이 주장이 맞다면 미국의 EMR은 대부분 클라우드로 전환되었어야 한다.

클라우드는 앞에서 설명한 것처럼 단순하게 말해서 내가 구입해서 직접 설치하고 관리하던 하드웨어와 소프트웨어를 그냥 비용을 지불하고 임대하는 개념이다. 결국 비용과 편의성을 보고 직접설치on premise로 할지 클라우드로 할지 결정할 문제인 것이다. 그런데 표 6에 있는 것처럼 '의료정보가 결합되지 않은 건강정보만으로는 제공할 수 있는 서비스가 한정적일 수밖에 없다.'는 논리가 등장하면서 이를 해결하기 위해서 '의료정보의 클라우드 저장이 필요하다.'고 주장하고 있다.

이 주장에는 문제가 있다. 의료정보와 다른 정보를 결합하는 것은 의무기록의 외부 보관 문제와 전혀 상관이 없기 때문이다. 병원의 의무기록을 의료기관 외부에 있는 클라우드에 저장하더라도, 이건 의료기관이 EMR의 데이터를 내부에 저장할지 외부

에 저장할지에 해당되는 이야기일 뿐이다. 일반 헬스 IT 업체와
는 무관하다. EMR의 데이터를 활용하여 여러 서비스를 제공하
는 것은 환자 및 의료기관과 기업체와의 서비스에 관한 계약 문
제인 것이다. 지금도 의료기관이 적극적으로 접근한다면 충분히
서비스를 개발하여 활용할 수 있다. 이 부분은 클라우드의 문제
라기보다는 현행법의 모호성으로 인해 의료기관이 망설이고 있
기 때문이다.

즉, 클라우드EMR이 필요한 것이 아니라, 제3장에서 소개한
여러 사례들을 포함한 다양한 형태의 헬스케어클라우드 서비스
가 필요한 것이다.

오해 2: 클라우드를 통해 의료정보의 자유로운 활용이 가능하다
클라우드를 활용하더라도 해당 의료정보를 저장한 의료기관만
이 클라우드에 저장된 의료정보에 접근하여 사용할 수 있다. 다
른 의료기관은 물론이고, 일반 기업체들은 의무기록이 의료기관
의 외부에 있든지 내부에 있든지 상관없이 접근이 불가하다.

일반 기업체들이 의료정보를 활용하려면, 병원과 계약을 한 이
후에 반드시 환자의 명시적인 동의를 획득하거나, 비식별화해야

한다. 이는 기업체뿐만 아니라 의료정보를 생성한 의료기관도 해당 정보들을 사용하려면 마찬가지다.

즉 '의료정보의 자유로운 활용'은 클라우드의 유무와 아무런 관계가 없는 사항이다. 의료정보가 클라우드에 없으면 의료정보를 회사에 전달하지 못하는가? 비식별화를 수행하지 못하는가? 물론 클라우드를 활용하면 데이터에 접근하는 데 기술적으로 편리할 수는 있다. 하지만 클라우드는 단순한 도구일 뿐이며 필수 조건이 아니라는 것이다.

이런 오해의 기본 가정들은 대부분 의료정보가 클라우드에 저장되면 'EMR의 자유로운 활용'이 가능하다고 생각하고 있다. 반복해서 말하지만, 의료정보가 클라우드에 저장이 되든 병원 내부의 서버에 저장이 되든 ①환자의 동의를 획득하지 않거나, ②개인정보를 제거하지 않으면 그 어떠한 경우에도 불법이다. 예를 들어, 지메일Gmail을 쓰는 사람들은 서로 다른 계정의 메일을 볼 수 있는가?

'클라우드 활용'과 'EMR 데이터 접근'은 데이터 접근의 기술적 편리성과 의료정보 활용의 법적 권한으로 명확히 구분하여 언급되어야 한다.

오해 3: 클라우드를 사용하면 데이터 통합이 쉽다

클라우드 활용과 데이터 통합 역시 다른 개념이다. 데이터의 통합을 위해서는 필수적으로 표준화가 선결되어야 한다. 표준화가 먼저 이루어져야 데이터의 상호운용성interoperability이 보장되고 이를 통해 정보를 통합할 수 있다. 표준화 없이 데이터를 클라우드에 모아 봐야 전혀 도움이 되지 않는다. 해당 데이터들의 의미가 전혀 통하지 않기 때문이다.

반대로 표준화가 잘 되어 있는 의료영상이라면 클라우드를 통한 데이터 통합이 가능하다. 우리나라 의료기관은 대부분 DI-COM 표준을 준수하는 PACS를 사용하고 있기 때문에, 클라우드 PACS는 충분히 가능성이 있다고 본다.

그러므로 데이터 통합을 위해서는 표준화가 중요한 것이지 클라우드가 중요한 것이 아니다. 클라우드는 단지 통합된 정보를 저장하는 여러 가지 방법 중 하나일 뿐이다.

오해 4: 진료정보교류가 안 되는 이유는 클라우드를 도입하지 않았기 때문이다

클라우드가 도입되지 않아서 진료정보교류를 못한다는 주장도 있다. 안타깝게도 이 또한 틀린 이야기다. 진료정보교류를 하기 위한 여러 가지 방법이 있고, 그중 하나가 클라우드인 것이다. 물론 클라우드를 쓰면 제3장의 사례들처럼 다른 방법들에 비해 손쉽게 진료정보교류가 가능하다. 하지만, 진료정보교류도 데이터 통합처럼 표준화의 문제이지 클라우드의 문제는 아니다. 클라우드는 진료정보교류를 위한 여러 가지 방법 중 하나인 것이다.

우리나라에서도 이번에 새로이 개정된 〈의료법〉에 의해서 진료정보교류를 법적으로 장려하기 시작했고,[4] 표준방식에 따라 진료정보교류 시범사업도 진행하고 있다.[5] 클라우드EMR 없이도 진료정보교류를 잘 수행하고 있다.

정리하자면 클라우드는 해당 오해들을 해결하기 위한 여러 방법 들 중 하나일 뿐이고, 클라우드가 도입되지 않아서 그런 사항들이 진행되지 못하는 것은 아니다. 클라우드는 모든 것을 해결해 주는 '마법의 탄환magic bullet'이 아니다.

---

4 "CT MRI 등 환자 진료정보 병원 간 전송 가능토록 의료법 개정", 〈라포르시안〉, 2016년 12월 1일 자, http://www.rapportian.com/news/articleView.html?idxno=100741.
5 "의료기관 간 진료정보교류 표준 정립", 〈보건복지부〉, 2016년 10월 24일, https://www.mohw.go.kr/front_new/al/sal0301vw.jsp?PAR_MENU_ID=04&MENU_ID=0403&-CONT_SEQ=334945&page=1.

헬스케어클라우드의 밝은 미래를 위해서

클라우드가 모든 것을 해결해 주는 마법의 탄환은 아니지만, 헬스케어 분야에 많은 도움을 줄 수 있는 훌륭한 기술인 것은 사실이다. 헬스케어클라우드는 전 세계적으로 피할 수 없는 흐름으로 보인다. 왜냐하면 기존 의학의 패러다임인 '근거중심 evidence-based 의학'에서 최근에는 인공지능 기술의 발전과 EMR/OCS/PACS 등의 정보시스템 발전으로 인해 '데이터기반 data-driven 의학'으로 변경되어 가고 있다.

기존에는 질병 가이드라인으로 대표되는 근거 evidence 를 확인하는 진료를 수행하였다. 하지만 이제는 각종 질병 가이드라인과 의학 문헌들에 추가하여 유전체정보를 포함한 다양한 환자의 의료정보 및 내부와 외부 건강 관련 데이터들을 활용하여 '개인맞춤형 치료 personalized medicine' 또는 '정밀의료 precision medicine'를 수행하는 방향으로 변화하고 있다. 따라서 수집하고 분석해야 하는 데이터가 기하급수적으로 증가할 것이기 때문에 이를 위한 대규모의 IT 인프라가 필요해질 것이고, 이를 해결할 수 있는 최선의 대안이 클라우드가 될 것으로 보인다. 이러한 흐름에 뒤처지지 않고, 나아가 이 흐름을 주도하기 위해서는 국내에서도 하루빨리 헬스케어 분야에 클라우드의 활용이 활성화되어야 할 것이다.

헬스케어클라우드 활성화를 위해 정부 및 대표적인 사용자인 의료기관 입장에서 클라우드 도입에 매력을 느낄 수 있게 해 주는 전략을 정리하였다. 서비스 제공자인 기업체들보다 의료기관이 적극적으로 클라우드를 사용하게 된다면 일반 사용자인 환자들에게도 그 혜택이 돌아갈 수 있을 뿐만 아니라 기업체들도 이익을 얻을 수 있을 것이다.

헬스케어클라우드를 위한 정책 방향

MS에서 제시한 유럽연합의 헬스케어클라우드 도입을 위한 최선의 정책 방안[6]을 바탕으로, 한국의 현실에서 필요한 정부의 정책 방향을 생각해 보면 표 7과 같이 정리할 수 있다.

단순하고 명확한 원칙을 세우고, 현실적인 고려를 통해 실현 가능한 방안을 마련하라는 것이다. 누구나 다 알고 있지만 실제로 수행하기는 쉽지 않은 원칙이다. 특히나 우리나라의 정책은 총론은 좋으나 세부적인 각론이 부족한 경우가 너무 많았다. 급하게 서두르지 말고 전체적인 그림을 그리면서 단계적인 접근을 취하길 바란다.

---

6 "Accelerate Cloud Adoption in Europe's Healthcare Sector", 〈Microsoft〉, April, 2016, https://mscorpmedia.azureedge.net/mscorpmedia/2016/04/Accelerate_Cloud-EU_Paper_with-logo.pdf.

① 헬스케어 분야에 대한 클라우드 허용 원칙 명확화

② 기존 법규를 정비하고, 국제 표준을 적절히 활용

③ 현실성이 있는 방안 마련

④ 전 세계에 통용될 솔루션을 위해 정책 제휴, 상호운용성 등을 촉진

표 7. 헬스케어클라우드를 위한 정책 방향

더불어 (개인적으로는) 더 이상 '원격의료'에 초점을 두어 헬스케어클라우드를 포함한 디지털 헬스케어 산업을 왜곡시키는 것을 그만두었으면 한다.

국내 의료기관을 위한 클라우드 도입 전략

국내 의료기관을 위한 클라우드 도입 전략을 정리하면 다음 표 8과 같다.

미국과 마찬가지로 국내에서도 1·2차의료기관들의 경우에는 클라우드EMR이 일정 부분 장점을 가질 수 있다. 그러나 국내 1차의료기관들은 현재 너무나도 싼 가격에 필요한 소프트웨어를 사용하고 있기 때문에 클라우드EMR이 지금과 유사한 가격대를 제공하지 않는 한, 시장을 확보하기는 쉽지 않을 것으로 보인다.

① 클라우드EMR을 통한 EMR 고도화와 저렴한 유지보수 비용 제공	TCO, 총소유비용 측면에서의 클라우드 장점 적극 홍보 - 1·2차 병원들을 위한 SaaS 형태의 EMR 개발 - 상급종합병원들을 위한 클라우드 기반 DR_{Disaster Recovery} 시스템 구축
② 클라우드EMR을 통한 정보보호 및 보안 강화	특히 1차의료기관의 열악한 정보보호 및 보안 실태 해결 방안으로 클라우드 장점 홍보
③ 환자 서비스를 위한 클라우드 기반 모바일헬스 구현	현재의 폐쇄적인 시스템으로는 구현이 힘든 점 극복
④ 하이브리드클라우드로 시작	개인정보보호 우려와 비용 문제 해결

표 8. 클라우드 도입 전략

이에 대한 대안으로 클라우드EMR이 환자정보보호에 대한 해결책을 제시해 주고, 건강보험심사평가원 보험 청구를 손쉽게 해주는 기능 개발 등을 통해 지금보다 많은 비용을 내고도 클라우드EMR을 활용할 필요성을 제공해 주어야 한다.

또한 1차의료기관인 의원급들보다는 복잡한 시스템이 필요하지만 예산이 부족한 2차의료기관이 클라우드EMR의 가장 큰 시장일 수 있기 때문에 이러한 병원들부터 시작하는 것도 중요한 전략이다.

반대로 3차의료기관은 이미 구축된 시스템들이 많이 있는 관계로 클라우드 도입이 더 늦어질 것으로 보인다. 이를 극복하기 위해 대형 의료기관들이 전산자원의 TCO(Total Cost of Ownership, 총소유비용) 차원에서 클라우드를 전향적으로 검토하도록 유인해야 한다. 대형 기관들은 차세대 병원정보시스템 사업에 몇 백억 이상(약 천억 정도)의 금액은 한번에 투자하는 반면, 매년 몇 십억의 투자가 지속적으로 발생하는 것에는 대처하지 못하고 있다. 이는 병원 집행진의 임기 문제, 홍보 문제, 예산 확보 문제 등 여러 가지 내부적인 사정에 기인한 것으로 보인다.

이제는 병원 집행진에게 장기적인 관점에서 클라우드가 훨씬 저렴하다는 것을 인식시켜야 한다. 더 이상 옛날 방식의 시스템 구축(차세대 시스템 구축을 통한 전면 교체)은 비용 문제나 사업 실패의 위험 때문에 힘들 것이라는 것을 병원에서도 인식하고 있다. 따라서 이 지점을 잘 공략해야 할 것이다.

정부와 기업체들이 지속적으로 협력하여 '클라우드가 정보유출에 더 취약하다.'라는 오해를 홍보와 논의를 통해 불식시켜야 한다. 기업체들도 현재 1차의료기관들의 열악한 정보 보안 및 보호 현실을 극복할 수 있는 최선의 대안이 클라우드라는 점을 적극적으로 알려야 한다.

더불어 모바일헬스를 활성화시켜서, 병의원에서 자연스럽게 클라우드를 도입하는 분위기를 조성해야 한다. 환자들이 직접 웨어러블기기들을 통해 수집하거나 생성하는 건강관련데이터Patient Generated Health Data를 의료기관이 내부 데이터베이스에 저장하는 것은 데이터 저장공간의 문제 및 외부 네트워크 보안 문제 등으로 인해 불가능하다.

마지막으로 지금 당장 공공클라우드로 바로 가는 것은 자료에 대한 변화 및 관리 체계의 급격한 변화 때문에, 많은 문제가 발생할 수 있다. 우선 하이브리드클라우드 구축에 집중하는 것이 바람직할 것이다. 필요하다면 차후 공공클라우드로 변화시키는 등의 중장기적인 전략을 세우는 것이 선결되어야 할 것이다. 우선 하이브리드클라우드를 통해 민감한 데이터는 병원 클라우드에 저장하여 활용하고, 비식별화된 대용량 데이터는 공공클라우드에 저장하며, 필요한 경우 외부 기관과 해당 데이터를 이용해 협력하는 그림을 그려 볼 수 있다.

지금까지 헬스케어클라우드에 대해서 여러 가지 방면으로 살펴보았다. 여러 번 이야기했지만, 헬스케어 분야에 클라우드는 필연적인 수순이다. EMR로 대표되는 의료정보시스템에 국한된 것이 아니라, 의료 현장에서 생성되는 데이터의 관리 및 활용 분석을 위한 중장기적인 플랫폼을 고려했을 때, 클라우드가 가장 좋은 대안이기 때문이다.

서울아산병원이 MS의 클라우드 플랫폼을 활용하여, '오픈이노베이션Open Innovation'이라는 이름으로 의료계의 문제를 해결하기 위해 실제 의료 데이터를 공개한 것이 변화의 시발점이라고 생각한다. 한번에 모든 것을 해결할 수는 없다. 이처럼 기업체든 의료 기관이든 작은 성공을 계속 이루어 나가면서 새로운 미래를 개척해 나가야 할 것이다.

다가오는 '헬스케어클라우드 시대'를 우리 손으로 만들어 나가도록 하자!

헬스케어와 클라우드의 만남

펴 낸 날 1판 1쇄 2017년 5월 17일

지 은 이 신수용·박유랑

펴 낸 이 양경철
편집주간 박재영
책임편집 김하나
디 자 인 박찬희

펴 낸 곳 청년의사

발 행 인 이왕준
발 행 처 ㈜청년의사
출판신고 제313-2003-305호(1999년 9월 13일)
주   소 (04074) 서울시 마포구 독막로 76-1(상수동, 한주빌딩 4층)
전   화 02-3141-9326
팩   스 02-703-3916
전자우편 books@docdocdoc.co.kr
홈페이지 www.docbooks.co.kr

ISBN 978-89-91232-68-6 (03510)

책값은 뒤표지에 있습니다.
잘못 만들어진 책은 서점에서 바꾸어 드립니다.